KB180741

이 방식대로 하면 내단(內丹)이 형성된다.

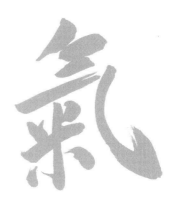

머리말

건강하게 오래오래 살고 싶다는 것은 옛날이나 지금이나 앞으로도 마찬가지일 것이다. 그간의 현대 의학적 접근방법에 그 사각의 형태로 부분적이나마 다소의 문제가 나타나 전 세계적으로 전래의 동양 의학 방법론적으로 관심이 조금씩 고조되고 있는 것으로 보고 있다.

흔히 이야기하는 대체의학 보완의학으로의 한 부류로서 그러한 시대적 조류에 따라 기 치유와 기공침술의 분야도 그 수요가 많은 것으로 보고 있다.

그러한 조류에 따라, 내단(內丹)이란 무엇이며, 인체 기의 흐름이 어떤 경로로 나타나 흐르는지, 기공침술이 무엇인지, 내단에 기초한 기 의학 기치유가 무엇인지 그 개요를 간략히 기술하였다. 추후 상황을 보아 내단의 형성에 있어서 다소 자세한 전개과정과 기의 흐름을 밝혀낼까 하는 생각도 하고 있다.

이제 우리나라에서도 의료기공사의 제도를 어떠한 식으로라도 정리 · 정비 하여야 한다고 보고 있다. 이것을 의료의 한 축으로 의료보험이 적용되는 의료제도로 편입시킬 필요는 없는 것으로 보고 있다. 단지, 공신력 있는 기관에서 그들의 논리수련체계의 검증과 기 사진 기공 측정 장치에 의한 실기적 검증으로 단지 의료기공사라는 확인만으로도 충분하고 그 절차적 방법은 언급한 그대로 간단히 해결 될 수 있을 것이다. 그러한 경우, 기존의 제도적 의료기관인 병 · 의원이나 한의원 등에서의 영업적 손실은 전혀 없을 것이다.

첫째로 이러한 의료기공 서비스를 찾는 경우는 기의 흐름의 난조에 의한 원인불명의 질병이 대부분이다. 따라서 이러한 서비스를 찾는 사람은 한정되어 있고 둘째로 이러한 시술을 찾는 경우에도 의료보험의 적용을 받지 않으므로 치료 횟수 역시 제한적으로 어느 정도 호전되면 치료와 시술비의 대비 효과로 자연히 의료보험이 적용되는 제도적 의료기관으로 되돌아가서 치료를 계속하게 될 것이다.

이렇게 제언하는 이유는 국내에 의료기공사가 있다는 확인이 되지 않으므로, 이것이 필요한 사람들은 모두 외국으로 이것을 찾아 나가고 있으며, 또한 대표적으로 중국의 기공과 중의학, 인도의 요가와 아유르베다 등등 해외의 그들 나름대로의 전통적 전래적 방법을 현대화하여, 전 세계적으로 그들

나름대로 그들의 영역을 넓혀 나가고 있는 실정에서 추후 어느 시기에는 해외의 그들이 우리나라의 이러한 영역을 장악하게 될지도 모르는 것이다.

해외의 이러한 분야의 그들과 선의의 경쟁을 위하여, 우리나라에도 우리 자체의 능력과 자질로서 이 분야의 존립과 발전을 위한 그 토대를 형성시키기 위하여 일차적으로 단지 공신력 있는 기관에서 엄격한 검증에 의하여 그 자질 자격을 확인만 해 달라는 것이다.

필자가 판단하는바, 의료기공사는 사소한 질병의 치료를 목적으로 국내의 의료기관과의 경쟁이 목적이 아니라, 부단한 수련의 과정에서 인지 하게 되는 일반인들이 알지 못하는 기의 흐름의 난조로 야기되는 만성적 난치불치성의 치료체계의 확립과 이웃 중국 · 일본처럼 침술마취와 같은 그러한 독자적인 체계의 추구확립과 자신들이 수련한 유불선 계열에 따라 가능하다면 각각의 기공문파로서의 유지계승발전에 더욱 주력하는 것으로 보고 있다. 따라서 사소한 질병과 긴급을 요하는 중증질환들에 대하여는 시술자체를 하지도 않으며, 이러한 영역은 관심 · 해당사항이 아니므로 국내의료기관들과의 마찰은 일어나지 않을 것으로 보고 있다.

유불선 3교의 정신에 입각하여 엄청난 고련고행으로 한 지평을 바라보고, 도가의 경우 의학의술을 구비하여 일반인들의 질병을 치료 해 내리라는 그 정신에 입각하여, 이 사회 전면에 나타나 제도적 · 세태적 문제로 영업이 되지 않아 그 뜻을 꺾어버리고 씁쓸히 이 분야를 떠나 버리는 이러한 일들이 다시는 없기를 바라는 마음에서 이 글을 쓰는 것이다.

끝으로 어려운 출판업계의 상황에서도, 흔쾌히 졸저의 출간을 허락하여 주신 임순재 사장님과 최혜숙 실장님 및 한올출판사 직원 여러분과 졸저가 출간되도록 연결하여 주신 이제마 따라잡기의 저자 정관호님에게 감사의 마음을 전한다.

2014년 1월

운수(雲水) 김 용 수

목차

part 1
중국 기공 변천사

도교사개요

---

①
도교의 사상적 기원 및 그 개요

도교 기공양생학의 발생과 변천과정은, 중국 도교의 역사와 밀접한 관계가 있다고 보고 있다.

도교도들의 기본적인 주요한 수련술로서 기공양생술을 채택하고 발전시켜나가면서, 기공양생학의 체계적인 수련방법과 기본적인 이론들이 형성되었다고 이야기할 수가 있다.

따라서 그 발전 변천 상황을 이해하기 위하여 먼저 대략적인 도교의 역사를 살펴 볼 필요가 있는 것으로 판단한다.

도교는 흔히 토생토장(土生土長)의, 즉 중국 고유의 전통 종교라고 이야기되고 있다.

일반적으로 알려진 바와 같이 도교는 동한 순제(東漢 順帝, 126~144) 연간에 형성되기 시작한 것으로 보고 있으나 전국시대의 "방선도(方僊道)"와 양한(兩漢) 시기의 "황로도(黃老道)"의 시기까지 생각한다면, 도교의 기원은 2,000여 년으로 추정될 수가 있는 것으로 보고 있다.

중국의 오랜 전제봉건사회 속에서 도교 · 유교 · 불교는 일찍부터 삼교(三教)로 불렸는데, 이들은 중국 고대사회의 여러 방면에 많은 영향을 끼쳤으며, 주위의 여러 나라들에게도 적지 않은 영향을 끼친 것으로 보고 있다.

예를 들어, 유교는 삼강오륜(三綱五倫)을 근저로 "하늘 · 땅 · 군주 · 어버이 · 스승"을 그 주요 핵심으로, "하늘의 이치에 따르고 인간의 개인적인 욕망을 줄일 것"을 주창한 학파로 볼 수가 있으며, 불교는 "계 · 정 · 혜(戒.定.慧)" 삼학(三學)을 심성 수행의 방법으로, 생사의 윤회를 벗어나 열반과 성불(成佛)을 추구하는 종교로 볼 수가 있으며, 도교는 중국 고대사회의 토속적 종교 신앙을 모태로 하며, 도(道)의 추구를 위하여, 신선학설(神仙學說)을 중심으로 하여 성명쌍수(性命雙修)로서, 현재의 세속적인 삶에서 불로장생을 추구하는 현실 지향적인 종교라고 볼 수가 있다.

기나긴 기간 동안 축적된 바와 같이, 도교의 내용은 매우 방대 복잡 난한 것으로 보고 있으며, 그 연원은 "고대사회의 원시무속", "선진(先秦)의 신선학설", "양한(兩漢)의 황로사상"을 근저로 시대 상황에 따라 다른 사상 체계를 유입 · 가공하여 변화 · 변천하여 왔다고 판단한다.

원시 무속의 기원

중국 고대사회의 원시 무속의 기원은 상고시대에서부터 시작되었다.

일찍이 은(殷)나라 시대부터 귀신숭배가 널리 행하여졌으며, 그 당시 길흉(吉凶)의 점술과 복을 비는 기복과 재앙을 물리치고자 하는 무당들이 있었다.

은나라의 무당들은 주술, 즉 제사와 기도로 사람의 병을 치료하고자 하였는데, 이는 질병의 발생 원인을 주로 상제가 "병을 나게 만들고", 귀신이 "재앙을 일으키며", 조상이 "책망을 하는 것"으로 생각하였기 때문이다.

무당이 의사의 역할을 하는 이와 같은 행위는 후대에 의가(醫家) 축유과(祝由科)와 도교 부록파(符籙派)로 전승·계승되었다. 때때로 무당은 안마·침·뜸·약물 등을 이용하기도 하면서 병을 치료하기도 하였다.

이러한 것은 고대사회에서는, 많은 지역에서 무당이 의사 역할을 대행하였던 것과 유사하였음을 짐작하게 할 수 있다.

국어(國語) 초어(楚語)에서,

"옛날에 사람과 신은 각각 나뉘어져 있었으나, (그러나) 사람들 가운데 정상(精爽)하여 진일한 자는 한결같았다. 그 지혜(智)는 천지의 이치를 꿰뚫고, 그 성덕(聖)은 멀리까지 퍼져나갈 수 있었으며, 그 눈 밝음(明)은 천지만물을 환하게 볼 수 있었고, 그 귀 밝음(聰)은 천지만물의 소리를 들을 수 있었다. 자연스럽게 신명이 그들에게 내리니, 남자는 박수(覡)라 불리우고, 여자는 무(巫)라고 불리었다."

부언하여, 정상(精爽)이란 천진한 자연스러운 상태에서 한결같이 바르고 성심 순일(純一)한 것을 말한다.

관자 심술하(心術下)에

"몸(형체)이 바르지 않은 사람에게는, 즉 이목구비가 바르지 않은 사람에게는 덕이 오지 않으며, 내면이 정(精)하지 않은 사람은, 즉 마음이 바르지 않은 사람은 그 마음을 다스리기 어렵다."라고 하였는데, 주석에서 "정(精)은 성실 성심함이 지극함을 이야기한다."라고 하였다.

이러한 "지혜, 성덕, 눈 밝음, 귀 밝음"은 무당이 갖추어야 할 자질적 필수조건들로서, 차후에 도교로 유입되어 내단 수련시에 요구되는 기본적 근본적인 사항이 되었다.

고대 원시 무속(巫束)에서 행하여졌던 귀신숭배와 신명을 받들고 몸을 단련하던 무술(巫術)은 많은 부분들이 도교에 유입·계승되었다.

이후 이것은 도교의 다신숭배와 주술적인 요소들로서 기도와 기복을 염원하는 방술의 주요 근원이 되었다.

전국시기

전국시기의 사회의 문화 사상사에 일종의 신선학설(神仙學說)이 나타나기 시작하였다.

한서(漢書) 예문지(藝文志)에서,

"신선이란, 성명(性命)의 참됨을 간직하고, 세속적 인생관을 초월하고, 뜻과 마음을 넓고 크고 평안하게 하여, 생사를 같은 영역으로 보아, 가슴과 마음을 텅 비게 만들어 매사에 꺼리거나 두려워 하는 것이 없었다."라고 하였다.

또한, 기록된 문헌은 모두 많으며, 이들의 대부분은 황제(黃帝)나 태일(太一)의 용어를 차용하였으며, 대체로 도가의 사상철학을 계승하고 있다.

그 당시의 문헌들 속에 나타나는 유선시(遊仙詩)로써 신선들에 대한 흠모와 동경 및 실제적으로 그것을 추구한 것으로 짐작할 수가 있다.

이 당시에 서촉(西蜀)과 관중(關中)지역에서 왕교(王喬), 팽조(彭祖) 등이 나타났는데, 이들은 체내의 나쁜 기운은 토해내고 새로운 신선한 기운을 취한다는 토고납신(吐故納新)의 호흡법이나, 체내의 기운을 바르게 운행시킨다는 도인술(導引術)을 행하면서 불로장생을 추구하였다. 또한 산동(山東)의 바다 연안 지역에서는, 방사(方士)들이 신선이 될 수 있다는 식의 신비한 방술들을 널리 퍼뜨렸다.

그들은 단지 선약(仙藥)과 선단(仙丹)을 복용하기만 하면, 곧 신선이 되어 승천할 수가 있다고 주장하였다. 그러나 이러한 신선 방술은 처음부터

체계적인 논리이론 체계가 없는 허황된 이야기에 가까웠다.

제(齊)나라 추연(鄒衍)이 음양오행설을 제창한 이후, 방사들은 추연의 논리를 유입하여 그들의 신선 방술에 적용시켰다.

사기 봉선서의 방선도와 한서 예문지의 신선가는 이로서 형성된 것으로 보고 있다. 당시에 활동했던 방사로는 송무기(宋毋忌), 정백교(正伯僑), 충상(充尙) 등이 있었다.

그들은 모두 연(淵)나라 사람들이었는데,

사기(史記) 봉선서(封禪書)에서는,

"방선도의 사람들은 시해(尸解)하여 형체를 사라지게 하고, 매사 귀신에 의존하며, 이들로부터 황당스럽고 아첨하고 구차하게 편승하려는 사람들이 나타났는데 그 무리들이 매우 많았다."

진한(秦漢) 시기에는 방사들이 더욱 많이 나타나고, 그 당시 사회지도층의 인물들로부터 천하를 통일한 진시황에 이르기까지, 현혹되어 많은 사람들을 파견하여 바닷가로 나아가 선인과 불로장생의 선약을 찾도록 하였다고 한다.

이처럼 그 당시 사회에 널리 퍼져 있었던 장생불사의 신선 관념들이 도교로 유입되어, 일정 부분 재가공되어 도교사상의 한 부분으로 자리잡게 되었다.

서한 초기

서한 초기의 시기, 통치자들은 황로학의 청정무위(淸淨無爲)의 도를 사회 정치질서에 이용하였다. 간단히 이야기하여 "황로(黃老)"는 전설상의 "황제"와 선진시대의 "노자"의 사상을 가리킨다.

당시 황로학(黃老學)은 황제의 사상과 노자의 사상을 주축으로 하여, 그 당시의 유행하였던 유가, 법가, 음양가 등의 각 학파의 사상을 취합하여 구축한 것이다.

그 주요 내용은 노자의 무위자연의 도 사상을 기본으로 하여 그 당시의 정치·사회문제, 즉 사회적 구도에 가장 적합한 통치방법을 찾으려 한 것에 있었다. 이는 정치 철학의 한 학파로 규정할 수도 있었으며, 통상적인 신선을 추구하는 신선가와는 근본적으로 달랐다. 그러나 그 내용 중에 신비주의적인 요소와 장생불사의 관념은 일부 나타나 있었다.

그 당시, 유가가 종교화로 가는 과정으로, 방사들도 공자를 신격화하는 유가에 맞서기 위하여 신선가와 황로학을 결합하고, 처음에는 황제를 숭상하기 시작하여 이어서 노자를 높이 받들기 시작하였다.

동한 초기, 불교가 중국으로 전파되기 시작한 후, 불교의 영향을 받아, 황제를 신격화하고 노자를 교주로 받들었다. 그리하여 그들은 유가 및 불교에 맞서기 위하여, 이러한 과정을 거쳐 "황로도"를 형성하였다.

중국의 고대사회의 원시 무속으로부터 출발하여, 진한시기의 방선도와 한대의 황로도의 철학적 사고관념이 서로 자리 잡아 중국의 초기 도교가 형성되기 시작하였다.

② 도교의 성립과 변천사

도교의 성립

🔹 장각(張角)의 태평도(太平道)

장각의 황건태평도(黃巾太平道)는 동한 후기에 형성되었으며, 그 당시 중국의 봉건 조정은 부패가 심했었고, 사회적으로 수해와 한해 등의 자연 재해로 인하여 전염병 등으로 농지는 근본적으로 파괴되었고, 부패한 조정은 사회복구를 위한 어떠한 조치도 없으므로 농민들은 그 농촌지역을 떠나 유민(流民)들이 되어 곳곳에서 폭동이 일어나게 되었다. 이런 암울한 사회조건 속에서 태평도는 자연스럽게 유민들 사이에서 광범위하게 전파되기 시작하였다.

거록(鉅鹿) 출신의 장각은 본래 황로도의 출신으로서, 그후 곧 태평도를 창립하였다. 그는 태평청령서(太平淸領書), 즉 태평경(太平經)을 주요 경전으로 하여, 주술로서, 즉 부적 태운 물(符水)과 주문으로 병자들을 치료하였으며, 그를 따르는 제자들을 각 지역으로 파견하여 태평도를 널리 전도하게 하였다.

그 후 태평도를 따르는 민중들이 많아져, 중평(中平) 원년(184년) 2월, 그의 세력권 내의 전 지역에서 동시에 봉기하여 황건적의 난을 일으켰다. 그러나 진압되어 그 봉기는 실패로 돌아가서 태평도는 사라지게 되었다.

✤ 장릉(長陵)의 오두미도(五斗米道)

같은 시기에, 장릉의 오두미도가 사천(四川) 서부에서 나타나기 시작하였다. 오두미도는 노자를 교주로 세우고, 도덕경으로 민중들을 가르쳤으며, 교도들 스스로 자애(自愛) 자중(自重)하도록 하고, 서로 도와가도록 하였다. 장릉이 죽은 후에도 아들 장형(張衡)과 손자 장로(張魯)의 3대에 걸쳐 계속적인 전도로 교세가 크게 확장되었다.

신도들은 장릉을 천사(天師), 장형을 계사(系師), 장로를 사사(嗣師)라고 칭하였는데, 이러한 연유로 장릉의 오두미도는 천사도(天師道)로 불렸다.

장릉 가문의 이와 같은 3대에 걸친 계속된 전도로, 오두미도는 사천의 북쪽과 동쪽 지역과 한중(漢中)지역까지 그 세력이 확장되어, 마침내 정교(政敎)합일의 "한중 정권"으로 변화되었다.

헌제(獻帝) 건안(建安) 20년(215년)에, 조조(曹操)에게 장로는 패해 항복하였고, 조조는 장로를 장봉후(將封侯)로서 그 지역을 다스리게 하여, 이후 오두미도는 결과적으로 합법화가 되어 그 영향력이 날로 확대되었고, 장각의 태평도는 황건 봉기의 실패로 진압되어 사라지게 되어, 그 중 일부 신도는 오두미도에 들어가기도 하여, 그들로 인하여 도교의 부록파(符籙派)가 형성되기 시작하였다.

단정파(丹鼎派)의 태동

도교의 또 다른 무리들은 수련을 통한 내면 수양(練丹內修)을 주요 수단으로 택하였으니, 이들은 단정파(丹鼎派)라고 불린다.

동한의 위백양(魏伯陽)은 주역참동계(周易參同契)에, 단법(丹法)과 단결(丹訣)의 기초를 제시하였고. 동진(東晉)의 갈홍(葛洪)은 포박자내편(抱朴子內篇)을 저술하여, 전국시대 이후의 연양(練養) 방법을 체계적으로 기술하였으며, 특히 금단대도(金丹大道)를 논술하여 단정파의 형성에 기여하였다.

도교의 변천사

북 천사도(北 天師道)

북위(北魏)의 도사 구겸지(寇謙之: 365~448)는 장로의 도를 수련하여, 스스로 태상노군(太上老君)의 뜻을 따른다고 주위에 선전하면서 장릉을 대신하여 천사가 되었고, 도교의 논리체계를 개혁하여, 삼장(三張 : 장릉 · 장형 · 장로)시대에 행하여진 잘못된 법들을, 즉 민중들에게 세금을 거두고 방중술을 행하는 것과 같은 나쁜 요소들을 제거하였다. 또한, 농민봉기에 이용될 여지가 있는 교리와 제도를 개혁하여, 봉건통치의 질서유지를 위한 예법(禮度)을 주요 내용으로 삼고, 기도와 연단(鍊丹)을 주요 형식으로 하는 새로운 계율과 교리를 제시하였다.

이러한 구겸지의 개혁의 노력을 거쳐서 도교는 가장 먼저 북위에서 통치자에 의하여 국교가 되었는데, 이것을 도교사에서는 북 천사도(北天師道)라고 이야기하고 있다.

남 천사도(南 天師道)

남조(南朝)의 송(宋) 명제(明帝 : 465~471)시대에, 여산의 도사인 육수정(陸修靜 : 406~477)도 오두미도를 개조하기 시작하였다. 그는 경전과 구결(口訣)을 취합하여 상청(上淸) 영보(靈寶) 삼황(三皇) 등으로 경전을 분류 취합하고, 마침내 삼동(三洞 : 도교 경전의 분류 체계로서 동진(洞眞), 동현(洞玄), 동신(洞神)을 가리킴)을 취합하여 하나로 정리하고, 부록파와 단정파의 두 파를 하나로 연결 · 연합시켰다.

이것을 도교사에서 남 천사도(南天師道)라고 이야기하는 것이다.

이러한 변천 · 변화과정에서, 양(梁)나라 시대의 도사인 도홍경(陶弘景 : 456~536)은 계속하여 유교와 불교에 그들의 철학사상을 유입하여 도교의 내용들을 수정 · 보완하였다. 유불도(儒佛道) 3교가 대립논쟁을 하는 가운데, 그는 3교의 조화를 모색하면서, 도교의 전파확산을 위하여 봉건통치계급의 이익을 옹호하였다.

이상에서 언급된 구겸지, 육수정, 도홍경 등의 개혁정비를 거치면서, 도교의 제반적인 사항들은 체계적으로 정리·정비되었다.

이러한 과정을 거쳐, 초기의 하층노동농민들 위주의 기본적 신자들로부터, 차츰 봉건통치계급을 위주로 하는 다소 정통적인 도교로 변화가 일어나기 시작하였다.

도교의 변천과정

⚛ 천사정일파(天師正一派)

당(唐)과 송(宋) 시대에 접어들어, 몇몇의 황제들이 도교에 빠져들기 시작하여, 그러한 통치자들의 후원 정책들에 힘입어 도교는 흥성과 발전을 하였다. 이러한 조류에 따라 도사의 수적인 증가와 도궁과 도관들의 규모가 웅대해지고, 신선 체계 역시 광대해졌다. 그리고 필연적으로 도교의 각종 경전과 문헌도 더욱 많아지고, 그러한 문헌들이 도장본(道藏本)으로 통치자들의 후원 아래 정식으로 간행되기 시작되었다.

송이 남쪽으로 내려간 이후, 북쪽은 요(遼)와 금(金)이 번갈아 통치하는, 남북의 할거하는 시기에, 그 당시 그 통치자들은 그 지역의 안정적인 통치를 위하여 도교를 이용한 측면도 나타나고, 도교 내부도 그 논리이론에 따른 교리나 기타의 사유 등으로 여러 종파로 갈라지는 현상이 일어났다. 새로이 일어나는 도교파들의 대부분은 교리나 체제를 혁신하여 나가며, 대부분의 경우 유불도 삼교의 결합을 모색 주장하기 시작하였다. 또한 수련 방향으로는 내단기법(內丹氣法)을 중요시하여 인체 내의 정기신(精氣神) 수련으로 선회하기 시작하였다.

금의 시기에 왕중양(王重陽)에 의해 나타나기 시작한 전진도(全眞道)의 출현에 따라, 남북의 천사도가 새로 일어나 흥성하기 시작하는 전진파와 대치되는 형국이 조성되자, 상청파, 영보파, 정명파(淨明派) 등의 각 파가 점차적으로 합류하여, 원의 시대에 이르러서는 천사정일파(天師正一派)로 통일되기 시작하였다. 이후 도교는 크게 보아, 천사정일파와 전진파의 양대 종파로 분류되기 시작하였다.

✛ 전진도(全眞道)

금 대정(大定) 7년(1167)에 왕중양(王重陽)은 전진도(全眞道)를 창립하기 시작하여, 전진도의 제자 구처기(丘處機)가 원(元) 태조(太祖 : 1206~1228)의 후원 아래 크게 흥성하기 시작하였다.

전진파 도사들은 술과 육류를 먹지 않고 결혼하지 않으며, 도관(道觀)에서 수행하면서 신도들을 가르치는 출가도사(出家道士)들이다. 반면에, 천사정일파 도사들은 결혼을 할 수도 있고, 재계 기간 이외에는 육류와 술을 먹을 수도 있었다.

명대 중엽 이후, 시대가 변함에 따라, 상층사회에서의 도교의 지위는 날로 하강하여, 도교는 점차적으로 쇠락기로 접어들었으며, 청대 이후 시대의 급격한 변화에 따라, 도교의 각 교파는 모두 정체기로 들어가기 시작하였으며, 이렇게 쇠퇴기로 들어가는 상층사회에서와는 반대로, 민간의 도교는 매우 활발하게 전개되기 시작하였다.

명청대 이후, 도교 내의 각 파 상호 간의 교류는 일반적인 현상으로, 이러한 사유로 각 파 간의 차이는 점점 줄어들기 시작하였다.

chapter 2
도교 기공양생학의 형성 및 변천사

1
도교 기공양생학의 형성

도교 기공양생학의 출현은 어느 날 갑자기 형성되었다거나 우연의 결과물은 아니라고 보고 있다.

그것은 선진의 신선사상과 노자와 장자 등의 후속되는 저작물로 표현되는 통칭하여 노장 도가의 양생학설이 발전되는 과정의 결과로 보고 있다.

도교가 발생한 시대적 배경으로는 주로 동한(東漢) 후기의 통치적 혼돈과 사회경제적으로 어려운 시기에 선진(先秦)과 양한(兩漢) 시대를 위주로 시대적 사회적 문화가 다음과 같이 변화되어가는 결과로 보고 있다.

철학사상 부문

사회가 많은 변화기를 거치던 춘추전국시대에 도가, 유가, 묵가 등이 출현하여, 곧 이어서 백가쟁명(百家爭鳴)의 시기로 들어가기 시작하였다.

도교 기공양생학은 주로 도가와 신선가에서 많은 영향을 받았지만, 유가, 묵가, 음양가 등으로부터도 상당한 영향을 받았다고 보고 있다.

중국 고대의, 공자가어(孔子家語) 본명해(本命解)에서는, "도(道)에서 나누어진 것을 명(命)이라 하고, 일(一)에서 생성된 것을 성(性)이라 하며, 음양(陰陽)이 결합하여 형체를 이루고 나타난 것을 생(生)이라 하고, 변화가 다하여 수명이 다한 것을 사(死)라고 한다. 하나의 양과 음, 기수(奇)와 우수(偶)가 서로 합치된 이후에 도가 합치하고 변화가 나타나니, 성명(性命)의 기원이 여기에서 시작된다."

또한, 순자는 명(命)에 대하여 이를 제어하여 이용하라고 하였다. "하늘의 이치에 순종하는 것보다는, 그 순리를 가려서 이용함이 어떤가? 때를 소망하여 기다리기보다는, 때에 따라서 이를 적절히 이용하는 것이 어떤가?"

유가의 이러한 성명학설과 여러 가지 사상적 관념들이 도교 기공양생학에 유입 흡수되었고, 특히 사람이 자연의 이치를 이용할 수 있다는 순자의 "감천(戡天)"사상과 주역의 논리 체계는 도교 기공양생학에 커다란 영향을 일으켰다.

도교 기공양생학에 대한 묵가의 관념은 주로 오행학설^(五行學說)과 인위^(人爲)에 대한 관점이다.

중국 고대의 오행학설은 처음에는 소박한 유물주의로서, 수^(水), 화^(火), 금^(金), 목^(木), 토^(土) 다섯 가지의 기운의 성질이 천지자연을 구성하는 가장 기본적인 물질의 기운이라고 생각하였다.

전국시대에 이르러 추연^(鄒衍)을 시작으로 음양오행학파가 나타나게 되었다. 즉, "목"은 "화"를 생^(生)하고^(木生火), "화"는 "토"를 생^(生)하며^(火生土), "토"는 "금"을 생^(生)하고^(土生金), "수"는 "목"을 생^(生)한다^(水生木)는 것이다.

또 대치되는 기운으로서 "수"는 "화"를 극하고^(水剋火), "화"는 "금"을 극하며^(火剋金), "금"은 목을 극하고^(金剋木), "목"은 "토"을 극하며^(木剋土), "토"는 "수"를 극한다^(土剋水)는 것이다.

이것이 이른바 "항상 생하고, 항상 극하며, 이긴다^(常生常勝, 常生相剋)"는 학설이다. 추연의 이런 순환 고착적인 "오행상생상극설"은 중국의 가변성의 철학사상체계의 변화에 어느 정도 장애가 되었다.

후기 묵가는 이런 학설을 넘어서, 오행의 고착적인 상생상극의 학설에 대해, "오행상생상극이 일정한 것은 아니다."는 새로운 주장하였다.

묵자 경하^(經下)에서 "오행의 일정한 상생상극설은 불변이 아니라, 그 상생상극은 그 기운의 강·약에 있다."

묵가의 이러한 변증법적인 오행학설은 오행의 신비화와 형이상학을 비판 부인하여, 후대 도교의 논리이론체계에 많은 변화가 가능하도록 새로운 길을 열었다.

도교 내부에서 한당(漢唐) 시대의 외단가(外丹家)를 위시하여 송원(宋元) 시대의 내단파(內丹派)들도 묵가의 이런 사상체계를 이용하였다.

주역참동계(周易參同契)에서 차용되는 오행설 역시 묵가와 같은 맥락이다. 이 책에서의 언급은 "단사(丹砂)는 목의 정화이니 금으로서 합쳐진다. 금과 수가 합쳐지게 되면 목과 화는 그 짝이 된다."라고 이야기하고 있다.

이것은 묵가의 오행부리설(五行附麗說 : 금수목화토의 오행은 단지 서로 연결되어 나열되어 있으며, 서로 간에 고착된 성질로 존재하지는 않는다 주장)로 이론을 전개한 것이다.

장백단(張伯端)은 오진편(悟眞篇)의 칠언절구(七言絶句)에서 이렇게 이야기하였다.

"진룡(震龍) 수은은 리(離)괘의 방향에서 나타나고, 태호(兌虎) 납은 감(坎)괘 방향에서 만들어지네. 이 두 가지(龍, 虎)는 둘 다 자식으로부터 어미가 형성되는 것인데, 오행은 나타나 모두가 한 곳으로 모여드네."

이른바, "오행이 순행하니 순리에 따라 생성과 소멸이 있네. 오행이 역행하니 단체(丹體)가 형성된다."라고 이야기하는 것은, 내단 수련의 기본 원칙을 간략하게 역설한 것이다.

"주역참동계"의 "오행착왕설"과 "오진편"의 "오행전도술"까지, 그 사상논리적인 전개는 모두 묵가의 논리 체계를 차용한 것이다.

인위적인 변화를 중요시하는 묵가의 이런 견해는 매우 귀중하다. 그들은 자연을 변조하는 데 있어 사람의 역할이 중요하다는 것을 견지하였기 때문이다.

후대의 기공양생가들은 이런 진보적인 변화관념으로, 천지자연과 생명 현상을 기나긴 세월 속에서 탐구 · 실천하였다.

천문(天文)의 관측(觀測)과 연단술의 태동

고대로부터,

"하늘에 나타나는 그 상을 분별하여, 그 길흉을 헤아린다."는 천인합일 사상이 널리 퍼져 있었기 때문에, 중국 고대의 왕조들은 모두 천문 관측을 매우 중요시하였다.

각 왕조에는 천문 관측을 전문적으로 담당하는 흠천감(欽天監)이 있었고, 정사(正史)에도 천문지(天文志)에 천문기록이 있었다. 이러한 기록은 멀리 은상시대까지 거슬러 올라가며, 긴 기간 동안에 진기한 기록도 많이 있는 것으로 나타난다.

화학 분야에 있어서는 연단술은 예상보다 더 일찍이 시작되었을 것으로 추정된다. 전국책(戰國策)과 한비자 설림상(說林上)에는 그 당시 이미 방사가 초(楚)나라 왕에게 불사약을 바쳤다는 기록도 나타나 있다. 그밖에도 고공기(考工記)상에는 합금성분에 관한 연구가 나타나 있기도 하다.

중의학(中醫學) 태동

의약 분야에서는 산해경에 이미 130여 종의 약을 정리하여 기록되어 있는데, 여기에는 동식물과 광물의 종류별 약을 포함하고 있으며, 동시에 각각의 사용방법에 따른 질병의 치료를 위한 30여 종의 상이한 방법을 기술하고 있다.

이후 의학은 점진적으로 또한 체계적으로 변화되어 무속과 분리되기 시작하였으며, 또한 여러 분과별로 나뉘어지기 시작하였다.

사기 편작윤공열전(扁鵲侖公列傳)을 통하여 볼 때, 전국시대에 진(秦)나라에는 태의령(太醫令)이 설치되었고, 그 이후에도 그러한 제도가 유지되었음을 알 수 있다.

중국 고유의 침구술(鍼灸術) 역시 그 기원이 오래되었음을 짐작할 수 있다. 침술의 전신은 폄석(砭石) 요법인데, 설문해자에 "폄"은 "돌조각으로 아픈 부위를 찌르고 자극하는 것이다."라고 기술되어 있다.

고대 시기의 유적지 가운데는 다수의 골침(骨鍼)과 대침(竹鍼)이 발견된다.

이러한 침들은 주(周)나라 시기에 이르러서는 청동기 기술의 시작으로 금속 침으로 발전되기 시작한다.

1973년 장사(長沙) 마왕퇴(馬王堆) 한묘(漢墓)에서와 1983~84년에 호북성 강릉현의 장가산(張家山) 한묘 2기로부터 여러 자료들이 출토되었는데, 그 중 족비십일맥구경(足臂十一脈灸經) 음양십일맥경(陰陽十一脈經) 등에 실린 내용으로 보아, 이미 춘추전국시대에 침구요법이 사회에 퍼져 있었고, 의료의 질적 수준도 상당하였음을 유추할 수가 있다.

기타 여러 가지로 나타나는 자료의 유추를 통하여, 이러한 사회적 바탕으로 뛰어난 의학서들이 나타나기 시작하는데, 황제내경(黃帝內徑), 황제팔십일난경(黃帝八十一難經), 신농본초경(神農本草經), 상한잡병론(傷寒雜病論) 등이 바로 그러한 의서들이다. 이러한 사회적 요구에 부응하여, 시대적으로 많은 의학서(醫學書)들이 나타나기 시작하였다.

상기 언술한 여러 가지 시대적 상황으로, 진한시대 통치계급을 위시하여 일반 사회적으로, 신선과 장생의 관념들이 형성되기 시작하여, 그에 따라 많은 기공 수련가와 많은 저작들이 출현되어, 이러한 제반 상황은 도교 기공양생학의 형성에 많은 영향을 끼쳤다.

② 도교 기공양생학의 변천사

동한 시기에 도교 기공양생학이 형성되기 시작하여, 그 이후의 변화 발전단계는 대략적으로 세 시기로 구분할 수 있다고 보고 있다. 즉, 동한 위진 남북조(東漢魏晉南北朝), 수당오대(隋唐五代), 송원명청(宋元明淸) 시기 정도로 볼 수 있다.

동한 위진 남북조시대

이 시대는 460여 년(126~589) 기간으로 볼 수가 있는데, 이 시기는 도교 기공양생학이 형성되어 발전되는 시기로 볼 수 있다. 이 시기는 단(丹)의 제조와 수련에 노력한 도사들이 나타나고, 즉 장릉, 위백양, 갈현, 좌자(左慈) 등의 인물들이 나타났고, 도교 기공양생학의 저작들인 노자상이주(老子相爾注), 노자절해(老子節解), 노자하상공주(老子河上公注), 주역참동계(周易參同契)가 이때 나타났으며, 도교 기공양생학의 이론논리적 체계의 태동기로도 볼 수 있다.

이러한 배경하에서 많은 기공사들이 나타나, 갈홍(葛洪), 위화존(魏華存), 도홍경, 육수정, 구겸지 등의 체제의 정립 및 수련체계에 발전의 단계로 볼 수 있다.

그 가운데, 갈홍의 포박자내편(抱朴子內篇)과 그의 주장하는바, "나의 명은 나에게 있는 것이지 하늘의 소관이 아니다. 환단(還丹)과 금액(金液)으로 무병 장수장생을 누리리라." 또한 "도를 닦는 사람들은 의술을 연마하여, 이 러한 의술로서 가까운 사람들을 질병의 재앙으로부터 구제하여야 한다."

이는 도교 기공양생학의 근저를 이루는 뛰어난 구호로서 그 정신이 전 승되어 오는 것이다. 또한 그는 신선의 등급을 천선(天仙), 지선(地仙), 시해 선(尸解仙)의 3가지로 분류하였으며, 시해선이란 수련자가 임종시 그 형체 는 그대로 세속에 있고, 혼백만이 신선으로 변하여 사라지는 것을 말 한다.

위화존의 황정경(黃庭經)은 좋은 저작물로 평가받고 있으며, 그 시기에 나타난 뛰어난 기타 많은 훌륭한 기공사들에 의하여, 도교는 교리나 교의를 혁신하여 도교 발전의 근저를 확립하였다고 볼 수 있다.

수 · 당 · 오대 시기

이 시기의 기간은 대략 380년(581~960)으로 보고 있으며, 수련법이 내단(內丹) 수련의 영역으로 변화 · 발전되어가는 시기이다.

이 시기에는 그간 외단술(外丹術)의 폐단을 인지하기 시작하여, 단(丹)의 제조라는 복식의 선약 · 단약의 제조는 점차 사라지기 시작하고, 내단 수련으로의 방향의 전환이 차츰차츰 강하게 나타나기 시작하였으며, 그 주요한 문헌으로는 소원랑(蘇元朗)의 지도편(旨道篇), 용호금액환단통원론(龍虎金液還丹通元論), 유지고(劉知古)의 일월현추편(日月玄樞), 원양자(元陽子)의 대환단금호백룡론(大還丹金虎白龍論), 장과(張果)의 태상구요심인묘경(太上九要心印妙經) 등의 저작이 나타나기 시작하면서, 내단술(內丹術)로의 전환이 이루어지기 시작했다. 동시에 기공과 의료의 결합이라는 측면이 나타나고, 그에 따라 뛰어난 기공과 의서들이 나타나기 시작하였다. 이것이 후대에 기공과 의료에 많은 영향을 발휘하기 시작하는 계기가 되었다.

또한 이 시기에 기공양생학의 이론논리체계 및 수련체계는 거의 완비

되었다고 볼 수가 있으며, 기공양생학에 있어서 가장 많은 영향을 미치게 되는 최희범(崔希範), 종리권(種離權), 여동빈(呂洞賓), 시견오(施肩吾) 등의 뛰어난 기공사들이 나타났다.

송 · 원 · 명 · 청 시기

이 시기는 그 기간을 대략 950년(960~1910)으로 보고 있으며, 그간 많은 부작용을 일으켰던 외단술이 거의 사라지고, 각종의 기록에 나타나는바, 잘못된 복용으로 많은 인명의 손실 등의 폐단으로 인하여, 내단 이론과 그 수련법이 크게 발전하고 여러 유형의 내단파들이 형성되기 시작하였다.

이 시기의 대표적인 저서로는 장백단의 오진편(悟眞篇)을 들 수가 있다.

그의 단법(丹法)들은 석태(石泰), 설도광(薛道光), 진남(陳楠), 백옥섬(白玉蟾)으로 전해져 내단 남종파(南宗派)를 형성하기 시작하였다.

금원(金元)시기에 왕중양(王重陽)과 그의 제자들인 마단양(馬丹陽), 유처현(劉處玄), 담처단(譚處端), 학대통(郝大通), 왕처일(王處一), 구처기(丘處機), 손불이(孫不二)를 중심으로 내단 북종파(北宗派: 全眞道)가 나타나기 시작하였다.

그 이외 많은 뛰어난 기공사들이 나타나며, 각 왕조의 통치자들의 후원 아래, 기존의 수련법들과 문헌들을 수집정리한 관련 문헌들이 나타나기 시작하였다.

즉, 운급칠첨(雲笈七籤), 도추(道樞), 수진십서(修眞十書)와 같은 많은 문헌들이 수집 · 정리되기 시작하였다.

시대가 변해감에 따라, 도교 기공양생학에 대한 비판과 새로운 방법으로의 접근에 따라 일반화 · 대중화의 경향으로서, 양생수련은 사회 저변에까지 파급되어 병을 물리치고 건강을 추구하는 운동이 되어갔다.

도교도가 아닌 일반인들이 전문적인 영역으로 들어가, 전래의 전통의학의술과 기공법 등을 연결시켜, 오히려 기공양생학을 변화발전시켜 나가는 변화를 가져오기 시작하였다.

chapter 3
도교 기공양생학의 각종 방법

도교의 기공양생학은 살아 있는 인체 자체를 대상으로 삼아, 인체 생명력과 사회와 천지자연의 조화 관계를 이해 파악하기 위해 많은 노력을 다하였다. 따라서 도교 기공양생학은 생명의 연장과 지혜의 계발 및 건강한 생명력과 그의 장수를 위해 생명체의 그 존재의 비밀과 그의 유지 보존에 관한 모든 사항들에 대하여 심도 있는 연구를 해 왔다.

그러나 특이하고 그 가치를 높이 평가하게 되는바, 단순한 인체의 해부에만 그치는 것이 아니라, 살아 있는 사유하고 지각하고 움직이는 상태에서의 인체 기능 기질에 주목하여, 그러한 상태하에서 그 누구도 그 벽을 쉽게 넘어갈 수 없는 뛰어난 성과를 이루어 내었다는 것이다.

일차적으로 양생을 위하여 연양(煉養)을 중시하는데, 연(煉)은 정(精)을 배양하고 기(氣)를 훈련하는 것을 가리키고, 양(養)은 성(性)을 맑게 하고 신(神)

을 밝고 빛나게 함양하는 것을 가리킨다.

이것을 위하여, 정공(靜功), 동공(動功), 내단(內丹), 외단(外丹), 방중(房中), 벽곡(壁穀), 부록(符籙), 금주(禁咒) 등의 각종 방법들을 동원한다.

이런 방법들을 여러 가지로 이야기하여 도술(道術), 방술(方術), 방기(方伎), 선술(仙術)이라고 말하고 있는 것이다. 그러나 기공양생학과 밀접한 관계가 있는 것은 연양으로서 그 몇가지 방법을 간략히 기술하겠다.

------------------------------------ ①

정공(靜功)

정공은 도교에서 성공(性功)이라 이야기하기도 한다. 대체적으로 요약하여, 성(性)은 심성(心性), 이성(理性), 성정(性情), 심신(心神)을 이야기하는 것이다.

간단히 요약하여, 심(心)을 맑고 깨끗하게, 신(神)을 밝고 빛나게, 수련하는 것이 곧 성공(性功)이다.

성(性)은 생명력 그 자체를 이야기하는 것이고, 심(心)은 그 생명력의 밝음을 자각하는 중심부이며, 성(性)은 심(心)의 본체(本體)이고, 심(心)은 성(性)의 진용(眞用)이다.

청화비문내련단결(青華秘文內煉丹訣)에서, 심(心)은 신(神)이 거주하는 곳이다. 심은 범부(凡夫)가 이해할 수 없는 방법으로 만물을 주재하는 것이니, 성(性)

이 그 곳에 있고 명(命)도 그 곳에 있다. 도(道)를 공부하는 모든 이는, 반드시 먼저 심(心)을 터득하여야 하며, 나머지는 모두 그로서 끝나는 일이다. 이러한 주장은, 심의 본체는 무위(無爲)이고 불소(不所)이나, 유위(有爲)로 운용되면 신(神)으로 나타난다는 것으로 보고 있다.

따라서 또 다음과 같이 말한다.

대개 심(心)은 제왕의 격(格)이며. 심이 무위로 운용되면 원신(元神)의 성(性)이지만, 유위로 운용되면 욕망의 성(性)으로, 이것은 '심'이라는 마음이 무위로 운용되면 원신(元神)이고, 유위로 운용되면 식신(識神)임을 말한다.

회남자(淮南子) 원도훈(原道訓)에서는,

"무릇 너무 기뻐하게 되거나 너무 노여워하게 되면 도를 그르치게 될 수 있고, 너무 근심하게 되거나 너무 슬퍼하게 되면 덕을 잃게 될 수 있으며, 너무 좋아하게 되거나 너무 미워하게 되면 마음에 허물이 생길 수 있고, 너무 욕망이 강하게 되면 본성에 누가 될 수 있게 된다.

사람이 너무 크게 화를 내게 되면 음기를 깨뜨리게 될 수 있고, 너무 크게 기뻐하게 되면 양기를 무너뜨릴 수 있게 되며, 기가 너무 얇아지게 되면 벙어리가 될 수 있게 되고, 너무 놀라게 되면 미치게 될 수 있다."

근심과 슬픔이 너무 많아 너무 자주 성내게 되면 병이 쌓일 수 있고, 좋아함과 미워함이 너무 자주 많으면 화가 쉽게 찾아 올 수 있게 된다. 그러므로 마음에 근심과 기쁨이 지나치게 없는 것이 덕(德)의 지극함이고,

사물의 이치에 두루 통하여 너무 지나치게 변화로 여기고 좋아하지 않는 것이 고요함의 지극함이며, 욕망이 실리지 않게 하는 것이 비움의 지극함이고, 좋아하고 미워하는 바가 없게 하는 것이 평안함의 지극함이며, 외물에 의해 쉽게 흩어지지 않게 하는 것이 순수함의 지극함이다.

이 다섯 가지를 잘하고 잘 지킬 수 있는 사람은 신명에 통하게 될 수 있다. 상기의 다섯 가지 방법은 중의학의 논리이론체계와도 일맥상통하는 것으로서, 심성(心性) 수련의 핵심적인 요결로 간주될 수 있다고 보고 있다.

도교에서 성(性)을 기르는 정공의 방법은 여러 가지로 다양하게 많으나, 간결하게 그 대표적인 방법으로서 좌선, 입선, 행선의 소개로 끝내고자 한다.

) ❁ (

좌선도(坐禪圖)

좌선도는 성명규지 형집에 기술되어 있으며, 첨부된 글의 이야기는 다음과 같이 기술되어 있다.

"앉을 때 반드시 결가부좌는 요구되지 않는다. 단지, 편안한 자세이면 된다. 앉는 것은 겉으로 보아, 일반 사람들과 같게 보이지만, 공문심법(孔門心法)을 이해 숙지하고 지켜야 한다는 점에서 일반 사람들과는 다르다.

공문심법이라고 하는 것은, 간단히 이야기하여 마음을 잘 지켜 참된 곳(眞)에 거주하게 하는 것이다.

나의 눈과 귀는 나의 몸의 문(門)이 되고, 나의 심장(方寸之地)은 나의 몸의 대청(堂)이 되는 것이고, 사람의 입명지규(立命之竅)는, 양 신장(腎臟 사이에 나타나는 명문(命門))을 이야기하며, 요약하여 이야기한다면, 나의 몸의 방(室)이 되는 것이다. 그러므로 범부들의 심은 심장에 있게 되니, 이는 사람들이 그들의 대청에 머물러 있는 것과 같게 되어 온갖 잡념과 망상들이 외부로부터 쉽게 들어와 그들의 심을 쉽게 어지럽히게 된다.

그러나 지인들의 심은 입명지규에 깊게 간직되어 있으니, 이는 고요히 안정되어 있는 것과 같게 되어 온갖 소리와 색들이 쉽게 들어와 심을 쉽게 혼란스럽게 할 수 없게 된다. 따라서 심을 잘 다스리는 사람들은 그들의 심을 방안 깊숙이 감추어 쉽게 움직이지 않게 하니, 그들의 눈과 귀가 비어 맑고 밝게 되고, 이목들이 올바로 사용되게 된다.

만약 누구든지 앉아 있을 때 공문심법을 제대로 지키지 못하게 되면, 곧 쉽게 좌치(坐馳)가 될 수 있게 되고, 방심(放心)이 쉽게 되어 심이 사방으로 흩어지게 될 수 있을 것이다.

육조단경(六祖壇經)에서는 "심에 온갖 생각들이 쉽게 일어나지 않게 되는 것을 좌(坐)라 하고, 자성(自性)이 함부로 쉽게 움직이지 않게 되는 것을 선(禪)이라고 하는 것으로 볼 수가 있다. 좌선의 깊고 오묘한 뜻은 이러한 이야기에서 크게 벗어나지 않는다."고 하였다.

입선도(立禪圖)

성명규지 형집(亨集)에 기술되어 있는 것이며, 첨부된 글에서는 다음과 같이 이야기하고 있다.

항상 장자의 무하유지향(無何有之鄕)에 거주하며 소요하고, 근심과 망령을 버리면 언제나 여래의 대적멸(大寂滅)의 바다에서 유유하게 생활한다.
　하늘이 높고 맑으며 기운이 청청하고 깨끗할 때는, 입선납기법(立禪納氣法)으로 체내의 원기를 보충하게 한다.
　그 방법은 발은 지면에 착 붙이고, 코는 하늘의 중앙으로 향하게 하여 다소 거리가 있게 하며 양손은 혈처 주위에서 서로 맞잡아 서로 소통이 쉽게 되도록 하고 있게 되면, 청량한 기운이 하늘로부터 내려오게 되어, 침을 삼킬 때 부드럽게 내려가 단전까지 내려오게 된다.

한 곳에 머물러 있거나 서 있거나 아무런 상관없이 단지 두 눈을 가볍게 감고 마음을 고요하게 안정시키며, 감정이 격거나 하지 않도록 단속하고, 잡념과 망상이 나타나지 않도록 제어하며, 잡다라 한 일들을 멈추고, 조용히 신(神)을 기른다. 그리하여 지나간 일은 잊어버려서 돌이켜 생각하지 않도록 하고, 아직 오지 않은 일들은 미리 생각하지 않도록 하며, 현재의 일들은 마음 속에 두지 않는다.
　몸을 잘 보존하는 도결(道訣)을 얻고자 한다면, 단지 마음을 항상 고요히 하는 것 이상 더 없고, 세속을 초월하는 선(禪)을 닦고자 한다면 잡념들을 버리고 자신의 마음을 항상 안정시키고 항상 조화시키는 것 이상 더 이야기할 게 없다.

옛날에 광성자(廣成子)가 "황제(黃帝)에게 두 눈으로 구하고 보는 바가 없고, 두 귀로 듣고 생각하는 바가 없으면, 신(神)이 자신의 형체를 굳게 잘 지켜 장수하게 될 것이다."라고 했다. 그 뜻은 대체로 위의 이야기와 같은 것으로 볼 수 있으나, 광성자의 말이 진실로 현묘하다고도 볼 수가 있다."

행선도(行禪圖)

성명규지 형집에 기술되어 있으며, 첨부된 글에서는 다음과 같이 서술하고 있다.
"걸을 때도 여유롭게 선을 행하고 앉을 때도 유유히 선을 행한다."
성인들은 할 수 있으나 일반인들은 대부분 그렇지 못하다. 사람이 걸을 때에는 급하게 뛰어다니는 것처럼 다녀서는 안되니, 너무 급하게 뛰어다니는 정도라면 호흡을 격동시켜 태(胎)를 상하게 할 수가 있게 된다. 반드시 항상 침착하고 여유롭게 천천히 걸어 다녀야 기가 순조롭게 흘러 심이 편안히 안정될 수 있다.
일상의 생활 중, 가게 되거나 오게 되거나 걷거나 멈출 때나, 항상 두 눈은 조용히 내려다보고 심은 깊은 호수에 조용히 잠긴 듯이 한다.

이는 곧 왕중양이 이야기하는 "두 다리는 발이 오고 가는 대로 두 다리 자신들에게 맡겨두고, 나의 정신은 항상 여유롭게 기와 서로 일치하네. 때때로 나의 몸이 마치 술에 가볍게 취한 듯이 기분이 좋아, 때때로 하늘을 향해 내가 어느 곳의 누구냐고 물어보는 것 같네."와 같다.

백락천(白樂天)은 "심은 언제나 적절한 때를 심하게 가리지 않고, 발은 언제나 편안한 지면만을 고르지 않네. 막히거나 통하거나 멀거나 가깝거나, 항상 하나로 소통되어 둘이 아니네."라고 이야기하였다.

2

동공(動功)

동공은 고대사회로부터 전해져 내려오던 각종 도인술들을 변화 발전시킨 것이다. 그것은 각종 동물들의 행동들을 관찰하고 모방한 동공들과 도인체조들의 두 종류를 관찰 차용한 것을 주축으로 삼아 신체 수련법들을 형성하였다.

각종 동물들의 각종의 동작들을 모방하여, 선진시대의 팽조의 각종 도인법들과 화타(華陀)의 오금희(五禽戱)가 상당히 뛰어난 것으로 다소 유명하다.

도인체조들은 그 당시 사람들의 인체에 대한 생리학과 의학지식을 동원하여 만들어진 것으로서, 고치(叩齒), 행기(行氣), 도인(導引), 안마(按摩) 등의 부분들로 구성되어 있고 다소 체계적인 도인체조로 발전되기 시작하였다.

　도교 양생가들은 도인술로서 다소 가벼운 질병들을 치료할 수 있고 몸을 어느 정도 건강하게 할 수 있다고 생각하였다.

　이러한 관점에서 갈홍은 이렇게 이야기한다.

　"첫째 영기(營氣)와 위기(衛氣)를 각각 잘 조절할 수 있도록 되고, 둘째 먹은 음식들을 잘 소화시킬 수 있게 되며, 셋째 풍사(風邪)를 초기에 잘 물리치고, 넷째 혈기를 다소 증진시킬 수 있게 된다."

　또 당(唐)의 사마승정(司馬承禎)은 도인술들의 효용에 대하여 전래의 의학적 근거를 바탕으로 다소 자세히 언급하였다. 그는 사람의 사지와 각 관절들은 움직이게 되는 것이 주요하며, 경맥(經脈)과 영기(營氣)와 위기(衛氣)는 상호 간에 잘 소통되는 것이 주요하다고 말한다.

　인체에서 혈, 기, 정, 신은 생명력을 배양하고, 성명(性命)을 조화롭게 하고, 경맥은 기혈들을 상호 간에 잘 소통하게 하며, 영기는 체액을 상호 간에 소통시키고 근골들을 항상 튼튼히 하고 각 관절들을 항상 잘 움직이게 하며, 위기는 항상 육신을 다소 따뜻하게, 피부를 보호하며 온몸의 모공의 개폐에 일정 부분 관여한다.

영기와 위기는, 음양이 서로 함께 움직이며 안과 밖이 서로 잘 소통되니, 마치 둥근 고리처럼 언제나 상호 간에 연결된다. 또 머리는 인체 정기의 정수가 모여드는 집합소로 볼 수가 있고, 등은 가슴의 보호막으로 보며, 허리는 신장의 울타리와 같이 볼 수가 있고, 무릎은 힘줄들의 집합소와 같다고 볼 수가 있고, 척수는 뼈의 창고로 볼 수 있다.

또 모든 뼈는 눈에 소속되는 것과 같고, 모든 척수는 뇌에 소속되는 것과 같으며, 모든 힘줄들은 각 관절들에 소속되는 것과 같으며, 모든 피는 심장에 소속되는 것과 같으며, 모든 기는 폐에 소속되는 것과 같다고 볼 수가 있다.

이것이, 사지팔환(四肢八環)이 서로 상호 간에 이어져 순환하는 형태를 이루는 것과 같다고 볼 수가 있다. 따라서 그때그때 피로들이 손상시킨 곳들과, 일시적으로 피로가 쌓인 부분들을 잘 파악해, 피로를 회복하고 기의 흐름이 좋아지도록 도인법 등으로 그 부분들을 무리 없게 잘 움직여 준다. 그러면 인체는 피로를 회복하고 기의 흐름이 좋아져 항상 좋은 상태를 유지할 수 있게 된다.

건강을 유지하는 정도로 온 몸에 별 다른 큰 이상이 없는 사람은 정해진 순서에 따라 가볍게 행하면 된다. 만약 어느 한 군데가 특별히 아프거나 좋지 않은 사람들은 그러한 곳에 다소 집중적으로 도인술을 행한다.

이는 실제적으로 각종의 도인술들을 어떻게 어떤 식으로 운용하여야 하는지, 그 실체적 상황을 다소 자세하게 이야기한 것으로 평가된다.

도교의 도인술들에 관한 기록은, 중국 전래의 전통의학과 결합되어, 다소 그 내용이 풍부하고 뛰어난 결과물들로 보고 있다.

③
기공(氣功)

호흡(呼吸) 및 토고납신(吐故納新)의 관점

기공은 동공과 정공을 동시에 수련하면서도, 그 핵심은 "기"(호흡)의 운용의 수련체계의 차이에 그 중요성이 있다고 말할 수 있다.

회남자 제속훈(齊俗訓)에서 "옛적의 왕교와 적송자는 숨을 들이쉬고 내쉬며 좋지 않은 묵은 숨을 토해내고, 맑고 깨끗한 새숨을 들이쉬는 호흡법을 수행하여, 육신의 제약을 잊고 잡다라 한 망념을 제거하였으며, 단순 소박함을 끌어안고 참되고 진실된 도로 되돌아갔다."라고 하였다.

또한 태상노군양생결(太上老君養生訣)에서는 "노자가 인체 현빈(玄牝)의 문은 천지의 뿌리와 같으니, 면면히 이어져 사람이 다소 과다하게 사용하여도 면면히 이어져 흐른다."라고 하였는데, 인체의 입과 코는 천지의 문과 같아, 음양과 인체의 원기를 무리 없이 들여 마시고 내쉬는 변함없는 곳이라는 말이다.

매일 아침부터 정오의 사이까지, 무릎 위에 두 손을 가만히 펴서 지긋이 부드럽게 양 쪽 관절을 가볍게 누르면서, 입으로는 탁한 기를 완전히 토해내고, 코로는 맑고 깨끗한 기를 충분히 들여 마시니, 이것이 이른바 토고납신(吐故納新)의 개요이다.

기를 취할 때에는 항상 태화(太和)의 좋은 원기가, 코와 모공 사이로 흘러들어와 복부 내의 각 장기 조직들과 각 사지로 여유 있게 흘러 들어가, 마치 산이 구름의 흐름을 받아들이는 것처럼, 호수가 물을 충분히 받아들이는 것처럼 그 기운을 충분히 받아들이는 것처럼 생각한다.

기가 통하면 곧 복부에서 골골거리는 등 평소와 다른 이상한 소리가 나며 무언가 움직이는 것을 자연스럽게 느끼게 된다.

그리고 "기가 온몸에 완전히 통하게 되면, 몸이 윤기가 나는 것 같고 부드럽게 풀어지게 되며, 얼굴에 다소 광택이 나는 것 같고, 이목이 총명해지게 되는 것 같으며, 먹는 것은 무엇이든 가리지 않고 맛있게 되며, 기력이 증진되게 되고, 온갖 질병들이 서서히 사라지게 되는 것을 느끼게 된다."라고 하였다.

도교 기공양생가들은 진한시대부터 널리 퍼져 있던 원기설을 충분한 검토를 거쳐 받아들이어, 천지만물이 처음에 모두 원기들로부터 발생되어졌고 또한 그로부터 형체를 이루어 나타나게 된 것이라고 생각하였다.

운급칠첨 원기론(元氣論)에, 사람과 만물은 처음에 모두 일원지기(一元之氣)

를 받게 되어서 생성되었다.

이렇게 생성되고 잘 자라게 되는데는 사람의 기보다 더 뛰어나고 적합한 것은 없다.

이 하나의 기운이 오기(五氣)의 기운을 갖고 있으니 만물은 모두 하나로 포함될 수 있고, 이 하나의 기운이 변화하게 되어 만물들로 갈라지게 되니 그 기운의 분류에 따라 각각 서로 다른 종류의 사물들이 되게 된다.

이미 각각의 성질 기운에 따라 나뉘어져서, 세 가지 만 가지 사물로 변화하게 되었지만, 모두가 이 일기(一氣)를 떠나 버릴 수는 없게 된다.

오기는 각각의 명(命)에 따라 각각의 성(性)을 이루고, 사물에 따라 각각 변화하게 되며, 그 비율 분류에 따라 각각 물들고 바뀌게 된다. 그래서 변화가 무궁무진한데, 만물만이 그렇게 되는 것이 아니다.

생각하건데, 기는 변화하게 되어 오행으로 변화가 일어나게 되는바, 연한 기(軟氣)는 수(水)로 변화하게 되고, 따뜻한 기(溫氣)는 화(火)로 변화하게 되며, 부드러운 기(柔氣)는 목(木)으로 변화하게 되고, 강한 기(剛氣)는 금(金)으로 변화하게 되며, 바람의 기(風氣)는 토(土)로 변화하게 된다.

또 해와 달이 "항상 밝은 빛을 잃지 않게 되는 것은, 그들이 참다운 원기들로 나타났기 때문일 것이다."

동양전통의학(東洋傳統醫學) 및 명문설(命門說)의 관점

　동양 전래의 동양의학의 명문설(命門說)을 연결시켜, 원기는 두 개의 신장 사이에서 스스로 움직이는 맑고 깨끗한 기이며, 이 기는 명문(命門)에서 스스로 소통되어 나온다고 생각하였다.

　명문의 기는 양 신장 사이에서 스스로 움직이며 나타나는데, 사이는 중앙을 이야기하며 움직임은 스스로 나타나 흘러나오는 것이다. 그러므로, 명문은 인체의 오장육부의 근본이 되는 것이고, 인체 12경맥과 기경8맥의 뿌리이며, 살아가는 호흡의 문이고, 살아 움직이는 삼초(三焦)의 본원이다.

　사람이 생명을 온전히 유지할 수 있는 방법들에 대해서도 이렇게 기술하였다.

　인체의 원기는 양에 소속되기 때문에 양기는 영기(營氣)로부터 발생되고, 혈맥은 음에 소속하게 되기 때문에 음기는 위기(衛氣)로부터 발생된다. 영기와 위기가 항상 순조롭게 흐르게 되면 영원히 살 수가 있을 것이다.

　영기는 맥 속으로 운행하게 되고, 위기는 맥 바깥으로 운행하게 되며, 낮에는 몸 표면으로 흘러 다니고, 밤에는 복부 속으로 들어와 흘러 다닌다고 보고 있다. 이들은 인체를 하루에 50회 도는데, 아침에는 양손의 촌(寸), 관(關), 척(尺) 부위에서 서로 만나 음양이 상호 간에 서로 소통한다. 영기와 위기는 이와 같이 항상 끊어지지 않고 느긋하게 온 몸으로 흐르게 되며, 시종일관 순조롭게 흘러 쉽게 끊어지지 않는다. 이들이 불시에 끊어지게 되면 죽게 되고, 순조롭게 흐르면 사는 것이다.

그러므로 영기와 위기를 순조롭게 잘 운용하고 부드럽게 몸 안팎을 두루 막힘 없이 흘러 다니게 하고, 신(神)과 기(氣)가 충분하게 고갈되지 않도록 해야 한다. 이렇게 잘 유지하게 되면 천지와 수명을 같이 할 수 있게 될 것이다.

도교 기공의 유파와 방법은 그 유파에 따라 각각 매우 많고, 호흡방법과 기수련방법에 관한 기술은 각각의 유파에 따라 매우 많겠지만, 운급칠첨이 다른 류에 비하여 다소 많이 수록하고 있다.

그러나 그 기술된 모든 기록들이, 그 이야기 그대로 모두 실용적 가치를 지니고 있는지는 그 누구도 장담할 수 없는 것이다.

실지로 기공은 다소나마 건강을 증진시키고 질병을 예방할 수 있고 가벼운 질병이나 시술자의 자질에 따라 무거운 질병들도 치료할 수 있으며, 특히 기의 흐름의 난조로 야기되는 질병들에는 어느 정도 탁월한 효과를 발휘할 수가 있으며, 인체의 지능을 상당부분 계발시킬 뿐만 아니라, 일정한 경지에 이른 기공사들은 자질에 따라 특이한 기를 발산하여 환자들을 치료하기도 한다.

4

방중술^(房中術)

방중술은 고대의 무속^(巫束)에서부터 시작되었을 것으로 판단한다.

남녀가 있으면 곧 방중의 일^(성생활)이 있을 수 있게 되는데, 방중술에만 집착하여 몰두하는 사람들을 방중가^(房中家), 그러한 특이한 방법들을 방중술^(房中術)이라고 말할 수 있을 것이다.

한서 예문지^(藝文志)에서는 방중이라는 것은 성정^(性情)의 지극함이라고 볼 수 있을 것이고, 또한 어쩌면 지극한 도의 영역으로도 볼 수 있을 것이다.

그러므로 성인들은 외설적인 즐거움들을 통제 제어할 수 있게 됨으로써, 내면의 감정들을 통제하였을 것이고, 그리고 이를 위해 유효 적절한 방법들을 만들었을 것이다.

음양학설이 널리 유행함에 따라, 선진의 철인^(哲人)들은 넓은 우주관의 관념으로서 남녀 사이에 일어날 수 있는 성 관계를 바라보았을 것이며, 아울러 남녀 사이의 성 관계는 넓게는 우주 전체의 자연 체계와 상호 밀접한 관계가 있는 것으로 생각하였을 것이다.

도가의 관점에서는 성^(性)은 추구하는 신선이 되는 데 별다른 장애가 되지 않을 뿐 아니라, 오히려 도를 제대로 깨닫고, 추구하는 신선이 될 수 있는 중요한 수련방법 중의 하나일 수도 있다고 보았을 가능성도 있는 것이다.

이런, 비밀스럽고 은밀한 수련방법을 "음양의 도"라고 이야기할 수가 있는데, 그 주요 목적들의 한 가지는 정(精)을 배양하고, 신(神)을 밝고 빛나게 기(氣)를 강화시키고, 정(精)을 충분히 되돌리며, 뇌(腦)를 완전할 수 있도록 보충하는 것이다.

도교는 인간의 양생을 추구하고 또 인간의 생육의 도를 무엇보다 중시한다. 그 결과 방중술을 만들어 내게 되었을 것이며, 이러한 방법을 통하여 정과 기를 배양 보존하고, 생명력의 손상을 피할 수 있으며 목적하는 '환정보뇌(還精補腦)'를 얻을 수 있다고 생각하였을 것이다.

따라서 성생활에서 그러한 논리체계에 따라 다음과 같은 일련의 주장을 한다.

첫째, '성적 욕망을 완전히 끊어서는 안 된다.'

남녀가 때때로 서로를 필요로 하는 것은 넓게 보아 천지 간의 자연스런 흐름에 비유될 수 있다. 따라서 한 번 음이 되게 되고 한 번 양이 되게 되는 것은 도(道)에 위배되지 않고 자연스런 것이고, 음이 한 쪽으로 치우치고 양이 한 쪽으로 치우친 것은 병(病)이 될 수가 있다.

둘째, '어린 나이에 일찍부터 성행위를 해서는 안 된다.'

남자가 너무 일찍부터 성행위를 하게 되면 정기가 손상되기 쉽게 되고, 여자가 너무 일찍부터 성행위를 시작하게 되면 혈맥이 상하기 쉽게 된다. 따라서 남녀 모두 어린 나이에 일찍부터 성행위를 해서는 안 된다고 주장한다.

셋째, '무절제하게 생각 없이 성행위를 해서는 안된다.'
방중술의 목적의 하나는 성적인 자극을 최대한 이용하여, 인체의 정기의 활력을 최대한 증가시켜 사람에게 다시 부여하는 것과 같으며, 또한 있을 수 있는 인체의 무의미한 정·기·신의 손실을 최대한 피하는 것이다.

갈홍은 이렇게 말한다.
"성행위는 절대로 인위적으로 완전히 끊어서는 안 된다.
음양이 교류되지 않으면 인체의 기운이 막히어 소통되지 않는 병에 걸리게 될 수가 있게 된다. 그러므로 홀로 사는 홀아비나 과부는 대부분이 병이 많고 때에 따라 오래 살지 못하는 경우가 있다.
그러나 욕구에 따라 무절제하게 함부로 지나친 방사는 수명이 손상될 수가 있게 된다. 오직 적절히 무리 없이 욕구를 자연스럽게 절제하는 방법으로 수명의 손상을 피할 수 있게 될 것이다."

넷째, '성생활을 절제 없이 무리해서는 안된다.'
삼원연수참찬서 1권에서 "지나친 성행위를 하게 되면 정(精)이 소모되기 쉽고, 정이 과도하게 소모되면 신장이 쉽게 상할 수 있다. 신장이 상하게 되면 생명력이 저하되고, 요통으로 허리를 쉽고 자연스럽게 구부리거나 쉽게 펼 수 조차 없게 된다."라고 하였다.

다섯째, 일상적인 주의사항이다.

이는 성생활에서 항상 주의하여야 하는 것으로, 일상생활에서 일어날 수 있는 자연의 흐름과 심신의 교류 관점에서 기술한 것으로 볼 수가 있다. 기후 상태가 그다지 좋지 않은 경우, 바람이 심하게 많이 불거나 비가 너무 심하게 내리는 날, 매우 심하게 춥거나 더운 날, 또는 과도한 음주상태, 심한 분노, 먼 여행, 극심한 피로가 나타나는 상황에서도 무리한 성생활을 해서는 안 된다고 주장한다.

도교 방중술의 기본적인 요점은 "천지자연의 음양의 자연스러운 조화와 그 흐름에 따라서 항상 인체 정·기·신을 굳게 유지하여 성명(性命)의 참된 모습을 언제나 온전히 유지한다"는 것이다.

⑤

외단(外丹)

외단술의 제조 개요

외단은 인체에 좋은 영약(靈藥)들이나 좋은 약초, 야채, 곡물 등을 섭취하는 복식(服食)에서 변화 발전되어 이루어진 것으로 생각한다.

도교의 수련법들은 인체의 내면을 수련 단련하는 내수(內修)와 몸을 튼튼히 건강하게 하는 외양(外養) 두 종류로 나뉘어 볼 수가 있는데, 영약이나 기타 식용류의 복용에 의하여 건강과 장생을 추구하는 것은 외양에 속한다고 볼 수 있을 것이다.

복식(服食)은 상당히 일찍부터 시작되었을 것이며, 초기에는 대부분 약초를 복용하였을 것이고, 그후 곧 선단(仙丹)을 만들어 내는 데 주력하였을 것으로 보고 있다.

위진 남북조시대는 외단술이 널리 유행하였던 시기였다.

갈홍은 좌원방(左元放), 갈현(葛玄), 정은(鄭隱)의 단도(丹道) 전통을 계승 확장시켜, 금단대도(金丹大道)를 역설하기까지 하였다. 그는 말하길 "사람의 건강 장생의 도는 쓸데없이 귀신에게 기원하거나, 도인법을 지켜 힘들게 수련하는 데 있지 않다.

신선으로서, 장생불사하는 요체는, 신선이 되는 효능이 있는 신단(神丹)을 복용하는 데 있을 뿐이다."라고까지 주장·역설하였다. 포박자 내편에는 다소 많은 종류의 단법이 다소 자세하게 수록되어 있고, 동진(東晉) 이전의 각종 외단술에 대해 그 개요를 기본적으로 기술하고 있다.

당대(唐代)에 이르면 외단술은 그 당시의 사회에 널리 유행하게 되고 각종 방법들에 있어서 다양하게 나타나기 시작하였다.

운급칠첨에 실린 손사막(孫思邈)의 태청단경요결(太淸丹經要訣)에는 "세속에서 신선이 될 수 있는 대단법(大丹法), 신선이 되어 세속을 벗어날 수 있는 대단법의 이름들이 기술되어 있으며, 일반 사회에서 사용하지 않는 기이한 단법들의 이름들이 기술되어 있다."라고 하였다.

외단서의 기록들에 의거하면, 제조에 사용되는 광물들의 약재만 해도 많은 종류가 있다.

그 주요 재료들은 보편적으로 단사(丹砂), 웅황(雄黃), 자황(雌黃), 석류황(石留黃), 증청(曾靑), 반석(礜石), 자석(磁石), 융염(戎鹽)이며, 이들을 흔히 팔석(八石)이라 이야기 한다.

고문용호경주소(古文龍虎經注疏)의 서문에서 다음과 같이 이야기하고 있다.

도가의 수련계통 2가지 큰 흐름에는 내단과 외단이 있다. 수많은 책으로 전해져 내려오지만 내단은 체내의 신기(神氣)를 대부분 근본으로 이야기하며, 외단은 대부분 납과 수은을 근본으로 이야기하고 있다.

그러므로 옛 시에 다음과 같이 비유 · 은어적으로 이야기하고 있다.

붉은 납과, 검은 수은으로, 대단을 만들게 되는데, 검은 것과 붉은 것이 서로 조화롭게 부합하게 만드는 것.

붉은 납으로 진정한 정(精)을 취하게 되고, 검은 수은으로 충분한 골수를 취하게 되니, 마침내 그 무엇과도 비할 수 없는 효능이 있는 붉고 검은 약을 얻게 되네.

붉은 것이 검은 곳으로 들어가면 건강하게 장생하고, 검은 것이 붉은 곳으로 들어가면 추구하는 천선(天仙)이 될 수 있네.

납과 수은 두 가지를 미묘하게 역전시켜 기묘한 단을 만드는데, 화룡(火龍)이 변하여 추구하는 천선(天仙)이 될 수 있네.

외단술의 그 폐해

이러한 외단술이 발전함에 따라, 그 당시 외단을 복용하는 사람이 나날이 많아졌다. 특히 그 당시의 상류층에 광범위하게 퍼져 나갔던 것으로 나타나 있다. 그러나 그들은 수은이나 비상(砒霜)과 같은 극독의 성분이 포함된 물질이, 인체에는 지극히 치명적으로 유해하다는 사실을 몰랐다. 그 결과 사람들은 잘못 판단하여, 이들 물질을 먹고 중독사하는 경우가 많았다.

청나라 조익(趙翼)의 당제제다이단약(唐諸帝多餌丹藥)의 기록들에 의거하면, 당나라의 태종(太宗), 헌종(憲宗), 목종(穆宗), 경종(敬宗), 무종(武宗), 선종(宣宗) 등이 모두 단약을 먹고 서서히 중독되어 죽어갔다.

다른 기록들에 의거하면, 그 당시의 통치계급의 다른 많은 사람들도 판단 잘못으로, 단약을 먹고 죽었다는 기록들이 많이 전해진다.

그 당시에는 외단을 만들고 복용하는 것이 그 당시 사회의 널리 퍼진 유행이였으나, 그 결과는 대부분 비참한 실패였다. 그래서 사람들은 모두 서서히 외단의 효능에 대하여 회의하게 되었고, 외단술은 서서히 쇠퇴의 길로 들어가게 되었다.

그러나 단을 만드는 외단술이 추구하는 관점에서는 커다란 실패였으나, 그 연단술의 연구 추구 과정에서 파생되어 부수되는 결과들로서, 인체에 유효하게 적용할 수 있는 약물학과, 일반적으로 적응할 수 있는 화학에는 크나큰 공헌을 하게 되었다.

내단(內丹)

내단의 개요

수 · 당 · 오대시대부터 도교 양생수련술들의 방향은 외단에서 서서히 체내의 내단의 형성으로 향해 갔다.

내단(內丹)이란, 간결히 요약하면 인체 내의 정 · 기 · 신(精氣神) 세 가지가 일련의 기이한 방법으로 합쳐진 일종의 신비하고 영험스러운 결합물이다.

원(元)의 진치허(陳致虛)는 "그 작용은 기이한 정기신의 발로이며, 그것을 금단(金丹)으로 명할 수 있다."라고 하였다.

금단은 원래 외단술의 외단을 가리키는 것으로 사용되어졌으며, 외단술에서 단을 제련하는 것이 주로 납과 수은과 같은 광물질들이기 때문에, 그러한 사유로 금단이라고 부르게 되었던 것이다.

내단가들은 단을 해와 달로 형상화하여 비유하고, 음양 · 심성(心性) · 신기(神氣)로 대부분 비유하여 설명한다. 그리하여 정(精)을 온후 · 정심하게 단련하여, 맑고 깨끗한 기(氣)로 변화시키고, 기를 단련하여 밝고 맑은 신(神)으로 변화시키며, 신을 단련하여 태초의 텅빔(虛)으로 환원시켜, 태초의 미묘한 알 수 없는 그 무엇과 하나가 되고자 한다. 이런 상태는 흔히 잘 변하지 않는 금강석에 비유되며, 따라서 내단술의 내단도 외단술의 단을 지칭하는 명칭의 하나인 금단으로 불리는 것이다.

도교 양생가들은 내단의 형성을 도교 수련 공부의 주요한 핵심으로 보고 있으며 상동심단경결(上洞心丹經訣)에서는 행기(行氣)와 태식(胎息)을 내단의 형성을 위한 그 전초적 주요한 수련체계로 보고 있다.

"신선이 되고자 하는 사람은 어떠한 방법을 동원하든 지극한 요체를 터득하여야 하는데, 그 구결은 진정한 정(精)을 온후·정심하게 깨끗한 기로 운행시키며(行氣), 온몸을 타통시킬 만한 충분한 대약(大藥)을 복용하는데 있다.

일반적으로 행기(行氣)라고 간단히 말해도, 행기에는 여러 가지의 방법들이 있을 수 있으나, 그 추구하는 핵심은 환정보뇌(還精補腦)에 있다.

일반적으로 복기(服氣)라고 말해도, 복기에는 여러 가지의 방법들이 있을 수 있으나, 그 추구하는 핵심은 정심한 태식(胎息)에 있다."

수내단법비결(修內丹法秘訣)의 수련법은 정좌하고 기를 운행하는 것에서부터 시작하여, 정기(精氣)를 바르게 운행시켜 인체의 삼관(三關)을 통과하여

뇌로 충분히 들어가게 한다.

"뇌에 기가 충분히 가득 찬 다음에, 단은 두정부에서부터 가슴으로 하여 아래로 내려가게 되는데, 그 순간 기이한 감각이 자연히 느껴지고 향기로운 기운이 체내에 부드럽게 퍼지니 이러한 상태에 자연스럽게 도달하게 되면 내단이 완성되어 가는 것으로 볼 수가 있다."

내단가들은 인체의 특정한 일부 부위를 화로와 솥에 비유하여 이야기하고 정기신을 내단 수련의 기본적 재료로 비유하여 이야기하고 있다.

정·기·신은 인체가 선천적으로 타고난 원정(元精), 원기(元氣), 원신(元神)을 이야기한다. 이 세 가지의 역할은 정은 기초물질, 기는 운행하는 동력, 신은 그 모두를 주재하는 주재자로 보고 있다.

신(神:의념)을 화후(火候)로 하고, 정(情)을 그 모두를 변화하게 하는 약물(藥物)로 하여, 신으로 운행하게 되는 기를 이용하여 신으로 정을 온후·정심하게 제련한다. 그리하여 정·기·신을 기묘하게 응결시켜 추구하는 내단을 완성한다.

내단가들은 또 오행(五行)을 오장(五臟)에 대응시켜 이야기한다.

심장은 위쪽에 위치하고 있으며 화(火)에 속하고, 괘상으로는 리괘(離卦 : ☲)로 하며, 신장은 아래쪽에 위치하고 있으며 수(水)에 속하고, 괘상으로는 감괘(坎卦: ☵)로 되며, 연단의 핵심은 심장과 신장의 기운이 서로 자연스럽게 교류하게 만들어, 감괘 속의 순수한 양기를 취하여, 리괘 속의 음기를 바꾸어, 그 결과 태초의 순수한 양기로 된, 태초의 건체(乾體)로 되돌리는 것이다.

간단히 요약하여, "감괘 가운데에 잠겨 있는 심실(心實)을 취하여, 리괘 자리의 음을 양으로 변화시킨다."는 것이다.

이런 과정을 거처 태초의 건괘(☰)의 몸으로 변하되게 되니, 잠겨서 숨어 있던 것이 원래이 자리로 되돌아 오는 것은 모두 심의 작용으로 일어난다. 이러한 취지의 이야기인 것으로 보고 있다.

⟩⟨

각 단전의 개요

연단하는 부위로는 인체에 상중하의 3개 단전(丹田)이 자리하고 있는데, 그 위치에 대해서는 전해지는 책자마다 그 이야기가 일정하지는 않다.

일반적으로 상단전은 두정부의 정수리 가운데 있다고 보는데, 이것을 니환궁(泥丸宮)으로 이야기 하기도 하고, 일부 내단가들은 흔히 건궁(乾宮)이라고 이야기 하기도 한다.

이 부분은 거의 대다수가 내단 수련에서 연정화기(煉精化氣)할 때에 있어서, 환정보뇌(環精補腦)하는 곳으로 이야기하고 있으며, 또 연기화신(煉氣化神)의 시기에는 체내의 양신(陽神)이 상승하는 곳이라고도 이야기하고 있다.

중단전은 배꼽 근처에 위치하고 있으며, 대체로 인체의 중심·중앙이 되는 지점이라고 이야기하고 있다.

성명규지(性命圭旨) 형집(亨集)에서 이야기하기로는, "하늘과 지면의 거리
는 대강 84,000리로 보고, 그 중간은 대체로 42,000리로 보고 있다. 사람
은 소우주로 보고 있으므로, 인체의 심장과 배꼽 사이의 거리는 각 인체
마다 대체적으로 8치 4푼으로 환산되고, 그 중간 지점은 심장과 배꼽으
로부터 각 인체마다 대체적으로 각각 4치 2푼이 되는 곳"이라고 이야기
하고 있다.

중단전은 각각의 인체의 중간이 되기 때문에 자연스럽게 태초의, 처음
의 기운이 흘러 들어오기 쉬운 조건이므로 원시(元始)의 조기(祖氣)를 자연
스럽게 저장하는 곳으로 되니, 그래서 이곳을 자연스럽게 시작의 기운이
모여 있는 조기혈(祖氣穴)이라고 부르기도 한다.

오진편에서 "곡신(谷神)을 얻어 추구하는 장생불사하려면, 모름지기 인
체의 현빈(玄牝)에 근거해 추구하는 기초를 세워야 한다."라고 하였다.
이러한 관점에서 섭문숙(葉文叔)은, "현빈은 곧 인체의 중궁(中宮)을 이야
기한다. 중궁은 태초의 진일지기(眞一之氣)를 간직하고 있으니, 여기서 금정
(金精)이 생겨나게 된다."라고 부연 설명하였다.

중궁은 체내의 현빈이고 또 인체의 중단전으로 보고 있다.
금단사백자(金丹四百字)의 서문에서 이야기하기를, "이 하나의 구멍을 정
확히 알기만 하면 된다. 즉, 동지(冬至)가 여기 이곳에 있고, 진정한 약물(藥

物)이 여기 이곳에 있으며, 화후(火候)가 이곳에 있고, 목욕(沐浴)이 여기 이곳에 있으며, 온후한 태를 맺는 것도 여기 이곳에 있다."라고 강조하여 이야기하고 있다. 이 이야기는 곧 내단 수련에 있어서 인체의 중단전의 타통의 그 비중을 강조하는 것이다.

하단전은 흔히 그냥 단전이라고 부르기도 하는데, 그 위치에 대해서는 책자마다 그 기준이 조금씩 다르다. 전래의 전통의 의학 경전들에서는 일반적으로 사람마다 배꼽 아래 1치 3푼 되는 곳으로 보고, 단경(丹經)들에서는 대부분의 경우, 각 인체 내의 배꼽 안쪽으로 1치 3푼 되는 곳으로 기술한 것이 많다.

하복부의 아랫배 밑에서부터 위 쪽으로 거의 직선으로 흐르는 충맥(衝脈)과 허리를 휘감아 도는 대맥(帶脈)이 교차하는, 그 부위 지점은 배꼽과 거의 평형을 유지하면서 대체로 밭 전(田)자를 형성한다. 그래서 흔히 단전(丹田)이라고 말하기도 한다.

단전은 인체의 생명활동과 그 생명력의 강약에 가장 밀접하게 관계되므로 옛 선인들은 대부분 '인체 성명의 조종(性命之祖)', '인체의 기를 낳는 근원(生氣之源)', '인체의 음양이 만나는 곳(陰陽之會)', '체내 각 장부의 근본(臟腑之本)' 등으로 묘사하여 그 중요성을 강조하였다.

수련의 과정에서 단전은 흔히 솥과 화로로 비유하여 설명되고 있다.
솥과 화로라는 말의 유래는 외단술에서 차용하여 온 것으로 몸 안에서 금단을 수련하는 위치들을 각각 비유하여 이야기한 것이다.

솥은 두정부 니환궁(泥丸宮)에 위치하고 있고, 화로는 인체의 하단전에 위치하고 있다.

오진편에서 이야기하기를, "먼저 건곤(乾坤)을 솥으로 하여, 그 재료로써 까마귀와 토끼를 다치지 않게 온전히 잡아서 약으로 쓰기 위하여 끓인다. 이 두 가지 기운을 정확히 몰아서 황도(黃道)로 되돌아가게 하면 금단이 생겨나게 될 것이다."라고 하였다. 이것은 솥과 화로의 위치를 말하는 것으로, 솥으로서의 건궁(乾宮)은 두정부 상단전에, 화로로서의 곤전(坤田)은 하복부 하단전에 있다.

까마귀는 인체의 원신(元神)을, 토끼는 체내의 원정(元精)을 비유한 것이니, 이 원정과 원신을 제대로 정확히 채취하게 하여 단의 형성을 위한 약을 만든다. 이 약은 독맥(督脈)을 따라 손상 없이 위로 올라가 두정부의 정수리에 도달하고, 다시 두정부 정수리에서 아래로 자연스럽게 내려오게 되는데, 인체의 임맥(任脈)을 타고서 하단전으로 되돌아가게 된다.

이상은 연정화기 단계에서 나타나게 되는 기묘한 상단전과 하단전의 작용인데, 내단 수련에 있어서 흔히 이것을 대정로(大鼎爐)라고 부르고 있는 경우가 많다.

연기화신 단계에 이르게 되면, 대정로의 방법을 사용하지 않고, 소정로(小鼎爐)라는 방법을 주로 사용한다. 즉, 이 단계에서는 황정(黃庭)이라고 하는, 즉 중단전을 솥으로 아래로는 하복부의 하단전을 화로로 비유하여 사용한다. 그리고 두 혈처 사이에 하나로 솟아 오르는 원기에 맡겨두고, 밝은 신(神)으로 고요히 지킬 뿐, 인체의 임맥과 독맥을 타고 흐르는 기묘한 순환을 자주 하지는 않는다.

대정로는 흔히 이야기하는 처음 시작 단계로, 일부의 내단가들은 흔히 소주천(小周天)이라고도 부른다. 소정로는 대부분의 경우 중간 단계로 보아, 그들은 흔히 대주천(大周天)이라고 이야기하기도 한다.

내단 수련과정은 대부분의 경우 일반적으로 흔히 축기(築基), 연정화기(煉精化氣), 연기화신(煉氣化神), 연신환허(煉神還虛)의 4단계로 나누어 보는 경우가 많다.

축기는 기초 수련으로 취급하여, 체내의 흠을 메우고 빈 곳을 제대로 보충하여 정·기·신을 온전·온후하게 하여 일반적으로 이야기하는 건강체로 만드는 것으로 볼 수가 있다.

연정화기는 대부분의 경우 일반적으로 축기를 바탕으로 정·기·신을 단련 수련하고 배양하는 것이다. 이것은 밝은 신을 사용하여 추구하는 깨끗하고 온후한 정과 기를 단련하며, 그리하여 좋은 정과 기가 하나로 결합된 태초의 기(氣)의 상태로 변화시키는 것이다.

그 이후, 점진적인 훈련과 수련을 통해 연기화신하고 연신환허하며,

마지막으로 유(有)로부터 무(無)로 들어가 추구하는 태초이며 선천의 미지의 그 세계의 상태로 되돌아간다는 이야기인 것이다.

　도교에서는 추구하는 내단이 완성된 이후에는 형체를 원하는 대로 임의로 변화시켜 몸을 여러 개로 나눌 수 있고, 건강하게 장수할 수 있으며, 추구하는 신선이 될 수도 있고, 여러 가지 초인적이고 특수한 능력을 갖추게 된다고 이야기하고 있다.

　이것에 대해 수많은 단경(丹經)에서는 각자의 관념에 따라 매우 다양하게 설명하고 있기는 하다.

　그러나 그 내용은 일반적으로 대부분의 경우, 특유의 종교적인 색채가 너무 짙어서 그들의 단경에서도 명확하게 설명하지는 못하고 있는 것으로 보고 있다.

전진도의 출현

1

내단(內丹)파 남종과 북종

당말 오대 이후 내단학(內丹學)은 서서히 변화 발전하기 시작하여, 대부분의 경우 역학을 차용하여 그 논리체계를 형성하기 시작한 것으로 판단하고 있다. 또한, 그 이후 대체적으로 보아, 남종과 북종을 주로 추구 하는 주체집단으로 형성되어, 그 지역에 따라 각각의 많은 내단파들이 형성되기 시작한 것으로 보고 있다.

남종은 북송(北宋) 장백단(張佰端)의 내단설을 그들이 추구하는 논리체계의 종지로 삼아, 주로 남방지역을 중심으로 인근 각지로 퍼져 나갔고, 북종은 금(金)시대에 출현한, 왕중양(王重陽)의 전진도(全眞道)의 교리에 따라, 그의 사상논리체계에 따르는 집단에 의하여, 주로 북방지역을 중심으로 인근 각지로 퍼져 나가는 계통을 이야기한다고 보고 있다.

위의 분류 역시 사람마다 바라보는 관점에 따라 다소의 차이가 있겠지만, 내단 수련을 위주로 하는 관점에서는 북방과 남방의 대체적인 큰 흐름으로 분류에는 별 차이가 없을 것으로 보고 있다.

내단파 남종(南宗)과 남종오조(南宗五祖)

남종은 장백단을 개산조사(開山祖師)로 받들고 그의 논리를 따르는 부류로 보고 있다. 장백단은 그 이름이 용성(用成), 자(子)는 평숙(平叔)이며, 호(號)는 자양(紫陽)으로, 천태(天台, 지금의 절강성) 지역의 사람이다.

남종오조는, 장백단(張伯端), 석태(石泰), 설도광(薛道光), 진남(陳楠), 백옥섬(白玉蟾), 이 사람들을 이야기한다.

남종오조(南宗五祖)

장백단(張伯端)

그는 어려서부터 학문을 좋아하였다고 하는데, 자기 스스로, "저는 어려서부터 도를 추구하며 좋아하여, 유불선 삼교(三敎)의 경전부터 시작하여, 천문, 지리를 비롯하여 많은 분야를 공부하고 섭렵하였다."라고 하였다. 뒤에 지방의 관리, 부리(府吏)가 되었는데, 죄를 범하여 영남(嶺南) 지방으로 좌천되어, 그곳 지역의 수비를 맡는 일을 하게 되었다.

희녕(熙寧) 2년(1069), 성도(成都) 지방에서, 그곳에서 뛰어난 이인(異人)을 만나게 되어, 그로부터 금단(金丹) 비결(秘訣)의 가르침을 받았다.

그는 오진편 서문에, 자신 스스로 다음과 같이 기술하고 있다.

희녕 기유(己酉, 1069)년에, 용도공 육선을 따라 성도에 갔는데, 진인을 만나게 되어, 처음부터 끝까지, 가르침을 구하는 정성으로, 마침내 진인을 감동시켰고, 그로부터 금단과 화후 비결을 전수받았다. 그가 말하는 그 비결을 보아, 내면의 통합·운용으로 수중포일의 일중(一中)의 상태를 묘사하는 것으로 판단한다.

장백산의 스승이 누구인지는 명확하지는 않은 것으로, 그 논리적 기원은 멀리 종리권이나 여동빈까지 연결시키고 있으나, 그 단법의 논리적 체계가 동일하다고 인정되지만, 그들로부터 전수받았다는 그러한 관계는 없는 것으로 보고 있다.

장백단은 그의 나이 향년 96세, 앉은 자세로 죽었다.

그의 게송은 다음과 같다.

"사대(四大)는 흩어져 사라지고, 하나의 신령한 기운이 법계(法界)에 두루 통하네." 제자가 그의 시신을 화장하였는데 사리가 무수히 많이 나왔다.

···▶ 석태(石泰)

석태는 남종 청수파의 창시자로 보고 있다. 석태는, 자(字)는 득지(得之), 호(號)는 행림(杏林) 과 취현자(翠玄子)이며, 상주(常州, 지금의 강소성) 지역 출신이다.

소요허경(逍遙墟經)에도, 장백단이 봉주태수(鳳州太守)에게 죄를 지어, 유배지로 가는 여정에서, 빈(邠) 지방 부근을 지나가다가 그 지역에서 석태를 만나, 석태의 온갖 노력으로, 빈 지역의 태수가 장백단의 죄를 사면하여 주었다. 그러한 인연으로, 장백단은 자신이 터득한 금단 비결을 석태에게 전수하였다. 석태는 그 은혜에 감사하고 열심히 수련하여, 마침내 도를 이루고 환원편(還源篇)으로 세상에 알렸다.

그는 임종시, 다음과 같은 게송을 남겼다.
"진기가 니환을 타통하고, 진신(眞身)이 화룡(火龍)과 같이, 일순간에 태허(太虛)의 공(空)으로 되돌아갔노라."

···▶ 설도광(薛道光)

설도광은 석태에게서 도법의 가르침을 받았다. 설도광의 이름은, 식(式) 또는 도원(道源)이며, 자는 태원(太原)이다. 그는 섬부(陝府) 계족산(鷄足山) 출신이며, 혹은 낭주(閬州, 지금의 사천성 閬中縣) 출신이라고 하기도 한다. 그는 어려서부터 출가한 승려로서. 법호(法號)는 자현(紫賢) 또는 비릉선사(毗陵禪師)라고 하였다. 따라서 그는 불학에 정통하였으리라고 짐작된다. 그는 석태를 만나 도법을 전수받고 도사가 되어, 복명편(復命扁)과 단수가(丹髓歌)를 기술하였다.

그는 나이 114세때, 광종(光宗) 소희(紹熙) 2년(1191)에 임종시, 다음과 같은 게송을 남겼다. "철마(鐵馬)는 달려서 바다로 돌아가고, 진흙의 뱀은 하늘로 올라가네. 득도의 길은 서쪽의 가르침에 있는 것이 아니네."

···→ 진남(陳楠)

진남은 자는 남목(南木), 호는 취허(翠虛)이며, 혜주 박라현(惠州 博羅縣) 백수암(白水巖) 출신이다. 비릉선사에게서 태을도규금단법결(太乙刀圭金丹法訣)의 가르침을 받았고, 그 뒤 신소파(神霄派)의 사람으로부터 뇌법의 가르침을 받았다. 따라서 진남은 단결(丹訣)과 뇌법(雷法)으로 사람들을 구제하였다.

역세진선체도통감의 진남전에서는 "환자들에게 부수(符水)를 사용할 때 그는 부수를 흙에 비벼서 환부에 붙여주었는데, 대부분 치료가 잘 되었다. 그래서 사람들이 그를 진니환(陣泥丸)이라고도 불렀다."라고 하였다.

그는 취허묘오전집(翠虛妙悟全集)과 나부취허음(羅浮醉虛吟)을 남겼다.

···→ 백옥섬(白玉蟾)

백옥섬은 자가 자청(慈淸)이다.

그의 원래 이름은 갈장경(葛長庚)이었으며 자는 여회(如晦) 또는 백수(白叟)였으며, 해남(海南)에서 태어나 스스로 해경자(海瓊子)라고 하기도 하고, 때로는 해남옹(海南翁), 경산도인(瓊山道人), 빈암(蠙庵) 등 여러 가지로 이야기한 것으로 보인다.

그는 진남의 단법을 계승하여, 재주가 뛰어나, 해경문도집(海瓊問道集), 태

상노군설상청정경주(太上老君說常淸靜經注), 상청집(上淸集), 금화충벽단경비지(金華
冲碧丹經秘旨) 등의 많은 저술을 남겼다.

그는 내단과 뇌법에 모두 뛰어났으며, 그를 따르는 제자들에게 부록(符籙)
과 외단도 함께 가르쳤다. 또한 그는 단도(丹道)를 전파하고, 교구(敎區) 조직을
설립하는 등의 노력으로, 내단파 남종의 실제적인 창시자로도 보고 있다.

⊕ 남종의 계통

문헌 기록에 의하면, 장백단이 전한 단법은 몇 가지 계통이 있다. 그
가운데 청수파(淸修派)는 역대로 장백단의 적전(嫡傳)으로 평가받아 왔다.

⋯ 첫 번째 계통인,

청수파의 계보는 장백단은 석태에게, 석태는 설도광에게, 설도광은 진
남에게, 진남은 백옥섬에게 전수하였으니, 이들이 남종오조(南宗吳祖)이다.

⋯ 그 두 번째 계통인,

쌍수파(雙修派)는 유영년(劉永年)이 옹보광(翁葆光)에게, 옹보광은 약일자(若一子)
에게 전수하였다.

⋯ 그 세 번째 계통은,

남종과 북종을 함께 계승한 것으로, 그들 중에 뛰어난 이로는 상양자(上
陽子), 진관오(陳觀吾)가 있었다.

⋯› 참고사항

진취허는, 자(子)는 관오(觀吾), 호는 상양자(上陽子), 강우(江右) 여릉(廬陵) 사람이다. 그는 북종의 조우흠(趙友欽)에게 가르침을 받고, 또한 청성산(靑城山)의 스승에게 남종의 단법을 전수받았다.

그는, 남종과 북종을 전진교로 통합하여 '전진도의 남종과 북종'으로 하나로 합쳐지기를 주장하였다. 이런 주장이 도교도들에게 받아들여져, 그 이후 남종과 북종이 통합하여 하나가 되었다.

오조(五祖)는 동화제군(東華帝君), 종리권, 여동빈, 유해섬, 왕중양이며, 그 아래에 남종칠진(南宗七眞: 장백단, 석태, 설도광, 진남, 백옥섬, 유영년, 팽사)과 북종칠진[(北宗七眞: 마단양, 구처기, 담처단, 유장생(劉長生), 왕처일(王處一), 학대통, 손불이)]으로 서열을 통일시켰다.

----------------------------------- ②

내단 북종파 전진도(全眞道)

전진도의 출현

북종파인 전진도는 왕중양(王重陽)에 의해 개파되었다.

왕중양의 본명은 중부(中孚)였고, 자는 윤경(允卿)이었으나, 나중에 세웅(世雄)으로, 자는 덕위(德威)로 바꾸었다. 그는 도(道)의 길로 입문 후, 다시 철(喆)

로 개명하고, 호는 중양자(重陽子), 자는 지명(知明)으로 바꿨다.

그는, 송나라 휘종(徽宗) 정화(政和) 2년(1112) 임진(壬辰)년에 종남현 유장촌에서 태어났으며, 어려서부터 독서를 좋아하였고, 문장력과 재주와 생각이 뛰어났다.

금나라 천권(天眷) 원년(1138)에 과거에 합격하였으나, 하급관리직에 불과하여 사직하고 산림에 은거하였다.

금나라 정륭(正隆) 4년(1159) 왕중양이 48세 되던 해, 감하진(甘河鎭)에서 이인을 만나, 내련(內煉)의 가르침을 받고 도를 깨닫고 출가하였다.

금나라 대정(大定) 원년(1161)에 남쪽에 있을 때, 그는 자신의 수련을 위하여, 묘를 파고는 묘 속에서 거주하며 수련 후, 대정 3년(1167) 가을, 수련이 완성되자 그는 유장촌으로 옮겨 갔고, 그 뒤로부터 사회로 나와 가르침을 펴기 시작하였다.

그는 대정 10년(1170) 남경(지금의 개봉開封)에서 58세로 임종하였다.

북종칠진(北宗七眞)

마단양(馬丹陽)

그는 원래 마의보(馬宜甫)이며, 왕중양이 대정 7년 영해(寧海)에 도착하여, 그 지역의 호족이며 부유한 마의보(馬宜甫)를 그의 문하로 입문하게 하여, 그에게 호는 단양자(丹陽子), 이름은 옥(鈺), 자는 현보(玄寶)라고 하게 했다. 그

가 북칠진(北七眞)의 첫 서열의 마단양이며, 그의 처는 청정산인(淸靜散人) 손불이(孫不二)였다.

왕중양의 사후, 교단의 일인자로서 전진도의 발전을 위하여 노력했으며, 후세의 도교도들은 그를 전진도의 제2조 또는 사숙(師叔)이라 높여 부른다.

‡ 담처단(譚處端)

본명이 옥(玉), 자는 백옥(佰玉)으로 그는 대대로 영해(寧海)에 살았으며, 대정 7년에 왕중양이 마단양의 집에 있을 당시, 달려가 그의 문하에 입문하여, 왕중양 사후까지 그의 곁에서 수련을 하였다.

‡ 유처현(劉處玄)

자는 통묘(通妙), 호는 장생(長生)이며, 그의 집안은 그 지역의 문벌가였다. 금나라 희녕(熙寧) 황통(皇統) 7년(1147)에 동래(東萊) 무신장(武臣莊)에서 태어났다.

대정 9년에, 왕중양의 일행이 액성(掖城)에 있는 동안 그는 왕중양의 문하로 입문하여 이후 왕중양의 곁에서 수련했다. 그의 저서로는 선락집(仙樂集)이 있고, 도덕경에 주를 붙이고 음부경을 강설했으며, 황정경을 찬술했다.

왕처일(王處一)

호는 옥양자(玉陽子) 또는 산양자이다. 대정 8년 2월, 왕중양을 만나 입문하여, 그후 문등현(文登縣)의 운광동(雲光洞)에서 은둔하며 수련했다.

그의 시가집으로는 운광집(雲光集)과 청진집(淸眞集)이 있다.

학대통(郝大通)

이름이 린(璘), 호는 염연자(焰然子), 스스로 태고도인(太古道人)이라 불렀다.

그는 자질이 풍부하고 뛰어났으며 황제, 노자, 장자, 열자 등의 책들을 깊이 공부했다.

대정 7년 왕중양의 깨우침을 받아들여 그의 문하로 입문했다. 왕중양은 그에게 '대통'이라는 법명을 내려주고 호를 광녕자(廣寧子)라 하게 했다.

대정 15년(1175)부터 옥주(沃州)에서 6년간 묵언정좌에 들어가 마침내 도를 깨우치고, 그 이후 더욱 수련 정진하였다.

손불이(孫不二)

영해 손충익(孫忠翊)의 자녀였으며, 마단양의 처(妻)였다.

마단양이 왕중양을 따라 입도 후, 대정 9년, 본주(本 州)의 금련당(金蓮堂)에서 왕중양을 만나 입문했다. 왕중양은 그녀에게 불이(不二)라는 법명과, 호

는 청정산인(淸靜散人)으로 하게 했다. 또 그녀에게 비결을 주어 스스로 수
련하게 했다. 수련을 완성하고 낙양에 머물며 도를 전파하고 수많은 사
람들을 구제했다.

대정 22년 12월에 당시 64세로 낙양에서 임종하였으며, 임종시에 다
음 내용의 복산자(卜算子)를 남겼다.

두 손을 꼭 잡고 몸은 이완하여, 진양화의 일신진기를 일으켜, 일시에
삼관(三關)을 타통하면, 선계의 음악이 은은히 들려오고, 늘 선계에 노니
네. 묘약(妙藥)은 부단한 수련으로, 구전(九轉)을 거쳐 단사(丹砂) 진양화를 이
루네.”

구처기(丘處機)

자가 통밀(通密), 호는 장춘자(長春子)이며, 등주(登州)의 서하(栖霞) 사람이며,
그는 박학다식하여 재주가 뛰어났다.

대정 7년에 왕중양이 곤유산의 연하동에 머무는 것을 알고, 달려가 가
르침을 청했으며, 왕중양의 문하에 들어 그를 시중하며 수련했다. 왕중
양의 사후, 기나긴 기간 힘써 수련하여 마침내 득도하였다.

그후 흥정(興定) 4년(1220) 정월,
원나라 태조 칭기즈칸의 초빙에 응하여, 제자들과 함께 내주(萊州)를 출
발해, 2년의 여정 끝에, 흥정 6년(1222) 서역 대설산(大雪山)에 도착해 태조

칭기즈칸을 만났다.

태조 칭기즈칸은 구처기와의 만남으로 칭기즈칸의 하문에, 살육을 피하고, 정치와 장생불사의 도를 진언하는 구처기를 신임했다.

구처기는 태조 칭기즈칸과의 성공적인 만남을 이루고, 태조 19년⁽¹²²⁴⁾에 연경^(현 북경)으로 돌아왔다. 태조는 그후, 구처기에게 호부^(虎符)와 새서^(璽書)를 징표로서 내려주고 전국의 도교를 장악하게 하였다. 그에 따라서 전진도는 급격한 규모의 팽창과 발전하는 국면이 전개되었으며, 전진도의 성장 발전에 대하여 구처기가 남긴 업적은 매우 크다고 할 수가 있다.

part 2
기공 논리체계

chapter 1

득도(得道)란 무엇인가?

1

득도(得道)의 의의(意義)

태초의 혼돈의 상태하에서 무언가 모를 신비한 작용에 의하여 삼라만 상이 이루어져 나가는 그 상태로 돌아가서 그 모든 것이 이루어져 나가 는 그 순간의 작용을 포착하여, 또한 그 순간의 작용을 일으키는 그 기운 그 힘을 취하여, 그 취한 그 기운 그 힘을 운용하여, 원래의 태초의 그 상 태 그대로 되돌아가고자 하는 것을 추구한다고, 간단히 요약할 수가 있 는 것이다.

기존의 동양의 전통적 이 분야의 관련서적들의 주된 관점의 표현으 로는, 그 변화과정의 처음 시작의 상태를 태초나 혼돈이나 무극의 상태 로 표현하여, 그러한 모든 변화 변천을 이루어 나가는, 무언가 모를 신비한 하나의 변화를 일으키는 그 기운 그 힘에 의한 작용으로, 두 개의 기질 또는 성질로 나누어지고, 그 두 개의 기질 또는 성질에 의하여, 또 다시 새로운 신비한 기운과 힘을 가진 새로운 개체가 형성되어, 천지만물이 형성되고, 그 과정에서 사람 역시 나타나게 된다는 그러한 철학사상적 논리체계인 것으로 판단한다.

이러한 논리체계에 따라, 사람은 태초의 그 모든 신비한 요소를 체내에 간직한 채 태어났다는 사실에 귀결될 것이며, 이러한 논리체계에 따라 역으로, 사람은 체내에 태초의 혼돈의 무극의 상태로 되돌아갈 수 있는, 그 모든 신비한 요소를 모두 갖추고 있다고도 볼 수가 있는 것이다.

원(元)나라 진치허(陳致虛)의 상양자금단대요상약(上陽子金丹大要上藥) 정기신설하(精氣神設下) 황정경에서 "선인과 도사는 신(神)이 아니라, 정(精)을 바르고 온후하게 축적하고, 기(氣)를 맑고 깨끗하게 축적하여 진인이 된 것이다." 라고 하였다. 또한, "인체에 체내의 바른 기운이 모여들 수 있는 구심점을 잡고 그것을 항상 유지할 수 있게 된다면, 사람의 태초의 정과 태초의 신이 회복되어 몸이 약한 사람들도 다시 건강을 회복할 수가 있게 될 것이다."라고 하였다.

순양조사(純陽祖師)는 말하길, "정기신혈(精氣神血)은 삼요(三要)로서, 각기 세 곳으로 되돌아가고, 동서남북은 모두 한 가지, 중앙에서 파생되어 나온 한가지이다."라고 하였다. 또 말하길, "온후한 정(精)은 영근(靈根)을 바르게 배양하고, 맑고 깨끗한 기(氣)는, 밝고 빛나는 신(神)을 받든다. 이 말은 참되고 진실한 것으로, 그 이외에 다른 이야기는 없을 것이다."라고 하였다.

조진인(曹眞人)은 말하길, "근래에 수련하는 자들은 단지, 신기(神氣)에 치중하는데, 신기가 원래의 맑고 깨끗하고 밝은 상태로서, 제대로 갖추어지지 않게 되면 그 성취는 어려울 것이다."라고 하였다. 또 말하길, "신(神)은 성(性)을 이루고, 기(氣)는 명(命)을 이루니, 신이 인체 밖으로 흩어지지 않게 되면, 기는 스스로 안정된다."라고 하였다.

허정천사(虛靖天師)는 말하길, "만약 신(神)이 안정되지 못하게 되면, 곧 고요히 안정을 취하게 하라. 신이 고요하게 진정·안정되게 되면, 기는 신을 따라 인체 내에서 안정되게 된다."라고 하였다.

이 밝아야 마음이 편안해 성장된다

순역(順逆)이란 무엇인가?

백진인(白眞人)은 "이 신(神)은 단순한 사려 작용만 하는 단순한 신이 아니라, 원시천존(元始天尊)과 서로 비교될 수 있는 태초의 같은 근원의 같은 것이다."라고 이야기하였다.

이와 같이 결국 정·기·신 세 가지 성질 기운에 대한 이야기로서, 이세 가지 성질 기운이 서로 감응하여 순행하게 되면 사람이 생겨나게 되고, 역행하게 되면 단이 형성되게 된다는 그러한 이야기로 귀착된다고 볼 수가 있는 것이다.

결국은, 순역(順逆)의 이야기로서, 그것은 일은 이로 변화하게 되고, 이는 삼으로 분화하고, 삼은 만물로 나타나게 된다.

그러므로 태초의 허(虛)가 변화하게 되어, 밝고 빛나는 신(神)으로 변화되고, 그러한 신이 변화하게 되어 맑고 깨끗한 기(氣)로 변화되며, 그 기가 변화하게 되면 온후한 정(精)으로 변화되고, 그 정이 변화하게 되면, 나타나는 형(形)으로 되며, 그 형의 하나가 곧 사람으로 나타나게 된다.

그렇다면 역으로, "만물은 삼을 포용하여, 변화에 의하여 삼은 이로 되돌아가며, 그 이는 일련의 변화로 일로 되돌아갈 수 있게 될 것이다.

이 이치를 이해하는 사람은 신(神)을 고요히 편히 쉬게 하고 형(形)을 온후한 그대로 간직하며, 형을 배양하고 정(精)을 배강하게 하며, 온후한 정(精)을 모아, 맑고 깨끗한 기(氣)로 변화하게 만들며, 그 기를 단련하여 신(神)에 일치시키며, 신을 수련하여 허(虛)로 되돌아가게 한다. 이러한 일련의 과정을 거쳐 금단을 만들 수 있게 될 것이다."

성명규지(性命圭旨) 원집(元集)에서는 다음과 같이 말한다.

"초관(初關)은 온후한 정을 배양하여 맑고 깨끗한 기로 변화되게 만드는 것(煉精化氣)인데, 선천기와 내기가 운용되는 기미를 인지하게 되면 그 기운을 제대로 채취해야 한다.

채취할 때는, 반드시 편안하고 넉넉한 마음으로 그 이치를 이해하여, 충분한 화(火)를 끌어내어, 강력하게 금(金)을 몰아나가면, 원하는 전도(顚倒)가 이루어져 인체의 일정 부위에서 대단(大丹)의 씨앗이 형성되기 시작할 것이다.

중관(中關)은 맑고 깨끗한 기를 배강하여, 밝고 빛나는 신으로 변화시키는 것(煉氣化神)인데, 충분한 화(火)가 강렬하게 나타날 때를 이용하여, 하거(河車)를 그 이치에 맞게 조절하여 하복부의 미려계지로부터 역류되도록 하여 두정부의 니환궁에 손실 없이 이르게 하고, 두정부의 인당 주위에서 기와 신을 제대로 합하게 한다.

그런 다음에 황방(黃房)으로 내려가도록 하게 하여, 이른바 순전한 건(乾)과 곤(坤)의 교합이 제대로 이루어지게 되면, 한 점의 온후하고 신령스러운 정(精)이 황정(黃庭)으로 되돌아가게 된다.

상관(上關)은 밝고 빛나게 신을 정련하여 태초의 허로 되돌아가게 하는 것(煉神還虛)인데, 이 때는 하나로 수일(守一)하고, 태초로 되돌아가게 포원(抱元)하여, 밝고 빛나는 신이, 원래의 자리인 태초의 영역으로 되돌아가도록 하게 한다.”

원대(元代) 이도순(李道純)은 그의 중화집(中和集) 문답어록(問答語錄)에서 다음과 같이 기술하였다.

"천지는 곧 태초의 무극 건곤(乾坤)이고, 건곤은 곧 신령스러운 음양이며, 음양은 하나의 신령스러운 태극이고, 태극은 태초의 무극에 기인한다. 태극으로 이야기하면 나누어지는 천지이고, 변화로 이야기하면 장엄한 건곤이며, 도(道)로 표현하면 신령스럽고 영험스러운 음양이다.

만약, 인체로 비유하자면 천지는 형으로 나타난 육체이고, 건곤은 신령스러운 성정(性精)이며, 음양은 조화로운 신기(神氣)가 된다.

또 법상(法象)으로, 이야기하자면, 광활한 천(天)은 용이 되고, 장대한 지(地)는 호랑이가 되며, 건은 도약하는 말이 되고, 곤은 질주하는 소가 되며, 양은 비상하는 까마귀가 되고, 음은 비약하는 토끼가 된다.

또 금단(金丹)으로 이야기하자면, 천은 펼쳐지는 솥이 되고, 땅은 솟아오르는 화로가 되며, 건은 강력한 금(金)이 되고, 곤은 표용하는 토(土)가 되며, 음은 피어오르는 수은이 되고, 양은 가라앉는 납이 된다.

나누어 이야기하면, 각각 다르게 비유되어지고, 하나로 요약하여 이야기하면, 기묘한 하나의 음과 하나의 양으로 된다.

선도를 추구하고 수련하는 사람이, 납과 수은으로 비유하고 정련하여 단으로 만드는 것은, 성심을 다하여, 그 근본으로 되돌아가고, 기묘하고 신령스러운 음과 양을 일치시켜, 태초의 무극으로 복귀하는 행위로 볼 수가 있다."

무극(無極)이란 무엇인가?

노자의 도덕경에서는, "도는 하나를 생(生)하고, 하나는 둘로 분화하고, 둘은 셋으로 나누어지는데, 셋은 형체를 갖추어 만물을 형성한다.

만물은 음양의 기운 속에, 제3의 영험스럽고 신령한 충기(沖氣)로서 기묘한 조화로서 나타난다."의 이야기는 서두에 언급한, 하기의 이야기와도 일맥상통할 것이다.

"태초의 혼돈의 상태하에서 무언가 모를 신령하고 영험한 작용을 하는 기운, 힘에 의하여 삼라만상이 이루어져 나가는 그 상태로 되돌아가서 그 모든 것이 이루어져 나가는 그 순간의 작용을 포착하여 또한 그 기운, 힘을 취하여, 태초의 그 상태 그대로 되돌아가고자 하는 것……

태초, 혼돈 무극의 상태에서 무언가 모를 신비한 하나의 기운, 힘에 의한 작용으로, 두 개의 성질, 기질로 나누어지고, 그 두 개의 기질, 성질에 의하여, 다시 새로운 신비한 힘을 띤 새로운 개체가 형성되어 천지만물이 나타나고, 그 과정 결과로서 사람 역시 태어나고 나타난다.

이러한 논리체계에 따라, 사람은 태초의 그 모든 신비한 요소를 모두 갖고 태어났다는 사실로 귀결될 수 있을 것이며, 이러한 논리체계에 따라, 사람은 체내에 태초의 혼돈의 상태로 되돌아갈 수 있는 그 모든 신비한 요소를 모두 갖추고 있다."

또한, "태초의 혼돈 속에서 무언가 신령스럽게 이루어져 나가는 것이 있으니 하늘과 땅보다 먼저 있었다고 보아야 하며. 기이하게 조용하여 아무 소리도 없는 것 같고, 미묘하게 희미하여 별다른 모양도 없는 것 같으나, 어느 것에나 의존하지 않는 것 같고, 어느 것으로도 변화하지 않는 것 같다. 조용히 거침없이 행하는 것 같고, 느리지만 중단되지 않는 것 같으니, 만물을 만들어 내는 그 작용으로 천하의 어머니라고 할 만하다. 그 이름을 붙일 수가 없으니, 이것을 도(道)라고나 해야겠다. 도는 태초에 천지가 창조되기 이전에 이미 존재하고 있었다고 보아야 한다. 그것은 아마도 영원불변하고, 또 끊임없이 변화되며 움직이는 것 같다. 따라서 이러한 도는, 곧 천하만물의, 원천의 어머니라고 불릴 만하다."

위의 글에서 유추하여, 그렇다면 상기의 이야기를 또 다시 현실적 구체적으로 요약하여, 혼돈의 상태하에서, 신령스럽고 영험한, 성(性) 또는 신(神)이라 불리는 무언가 모를 영묘(靈妙)한 기운은, 머릿속 두뇌 어디에인가에 자리 잡았을 것으로 보고, 그 일부는 어떠한 연관통로를 거쳐 심장에 자리 잡아 서로의 연관을 갖고 있을 것으로 보고, 온후한 정(精)이라 불리는 또 다른 기운의 집합체에 의하여 인간의 사지육신, 즉 형체로 나타나게 될 것이며, 그러한 움직임은 맑고 깨끗한 기(氣)라고 불리는 기운의 움직임에 의하여 형성될 것이며, 그렇게 형성된 형체(形體)의 살아 움직이는 어떠한 활동이 객관적으로 나타나는 것을 명(命)이라고 부를 것이다. 그렇다면 이 기라는 기운은 성명(性命) 양쪽에 모두 일정한 작용, 기능을 하고 있다고 보아야 할 것이다.

···

이것을 정기신(精氣神), 개별적으로 이야기하여, 원정(元精), 원기(元氣), 성(性) 또는 원신(元神)이라고 이야기할 것이다. 그렇다면 결론은, 참선이든 명상 이든 호흡의 방법이든 어떠한 수단방법을 동원하든 처음에 취하게 된, 이 3개의 기운을 하나로 합일시켜 태초 혼돈의 경지로 들어가게 되면, 그것이 변화되어나가는 그 작용기점으로의 그 전환점에서의 이야기가, 흔히 이야기하는, 득도(得道)나 성불(成佛)로 가는 길목이라는 이야기로 귀착 될 것이다.

···

chapter 2
성명쌍수(性命雙修)란 무엇인가?

1

성명쌍수의 기원

노자의 도덕경에서는, "도는 하나로 나타나서, 그 하나는 둘로 분화되고, 그 둘은 셋으로 변화되는데, 그 셋은 형체를 이루므로, 그로써 만물로 나타난다."

장백단의 오진편의에서는, "도(道)는 태초의 허무(虛無)로부터 나타나서, 신령스럽고 영묘한 일기(一氣)를 낳고, 이 일기로부터 조화로운 음양(陰陽)이 나타나네. 음양이 다시 기묘하게 결합하여 신비한 삼체(三體)를 이루고, 삼체가 거듭 낳게 되어 만물이 나타나네."

위의 이야기는 결론적으로, 태초 혼돈의 상태에서 사람과 만물은 무언

가 모를 영묘한 기운을 받아서 그 기운이 음양으로 나누어지고 그 음양으로 나누어진 기운이 다시 하나의 결정체를 이루어 그 결정체로부터, 사람과 만물이 나타나게 된다는 이야기로 귀결되는 것이다.

　운급칠첨의 원기론(元氣論)에서는, 신령스러운 사람과, 신비한 만물은 모두 태초의 일원지기(一元之氣)로서 만들어진다. 만들어지고 번성하는 데 사람의 기보다 뛰어나고 적합한 것은 없다.

　"이 하나의 신령스러운 기운이 신비한 오기(五氣)를 포함하고 있으니 만물은 하나로 귀속될 수 있고, 하나의 신령스러운 기운이 변화하여 기묘한 만물로 나타나니 변화에 따라 서로 다른 부류의 사물이 될 수 있다. 이미 신비스럽게 나누어져서 그 신령스러운 기운 비율에 따라, 세 가지 만 가지 사물로 변화하게 되겠지만, 본래의 태초의 이 일기(一氣)에서 벗어나지 않는다. 오기는 나타나는 명(命)의 활동에 의해, 신비하고 영험스러운 성(性)을 이루게 되고, 또한 형체를 가진 사물에 따라 변화하게 될 것이며, 그 기운의 비율 분류에 따라 변화하게 될 것이다. 그래서 변화가 무궁무진하게 되는데, 만물만 그러하게 되는 것이 아니다."

　가령 기는 그 비율에 따라 변화하게 되어, 그 나타나는바 오행으로 변화하게 되는데, 연하고 부드러운 기(軟氣)는 수(水)로 변화될 것이고, 따뜻하고 온후한 기(溫氣)는 화(火)로 변화될 것이며, 부드럽고 유연한 기(柔氣)는 목(木)으로 변화될 것이고, 강하고 단단한 기(剛氣)는 금(金)으로 변화하게 될 것이며, 부드럽고 휘감아 표용하는 바람의 기(風氣)는 토(土)로 나타나게 될 것이다.

또 해와 달이 "언제나 밝고 찬란한 빛을 잃지 않게 되는 것은, 그들이 참다운 원기의 기운으로 나타났기 때문일 것이다."

태평경의 "사람은 원래 태초 혼돈의 선천의 기로부터 태어났으니, 맑고 깨끗한 기는 온후한 정(精)으로 변화되고, 온후한 정은 밝고 빛나는 신(神)으로 변화되며, 밝고 찬란한 신은 밝은 지혜로 나타난다. 조화로운 음양의 기에 기초하여, 그 기는 온후하고 충분한 정으로 변화되고, 온후한 그 정은 밝고 빛나는 신으로 변화하며, 밝고 찬란한 그 신은 밝은 지혜로 변화된다."

또한, "사람은 신비한 몸(형체)을 갖추고 있는데, 항상 맑고 밝은 정신과 일치가 되어야 한다. 형체의 잘못된 분산은 곧 죽음으로 이르게 하고, 맑고 밝은 정신은 곧 삶으로 이르게 한다. 이 둘이 항상 조화롭게 일치하게 되면 길하고, 무질서하게 나누어지게 되면 흉하다.

맑고 밝은 정신이 없게 되면 죽게 되는 것이고, 그러한 정신이 유지되면 건강하게 사는 것이니, 맑은 정신과 신비한 형체가 항상 일치하여 하나로 유지되어 있으면 비교적 건강하게 오래 살 수가 있게 된다."

이러한 탁월한 관념 관점이 변화·확장되어, 일반적으로 신령스러운 성(性)은 심성, 이성을 이야기하고, 또 영묘한 진의(眞意), 진신(眞神) 등으로도 표현되고 있다.

명(命)은 대개 나타나는 생명·형체를 이야기하는 것이고, 또 온후하고 충분한 원정(元精), 원기(元氣) 등으로도 이야기되고 있다.

신령스러운 심신(心神)을 수련하는 것이 성공(性功)이 되고, 신비하고 조화로운 정기(精氣)를 수련하는 것이 명공(命功)이 된다.

원(元)의 구처기는 이렇게 기술하였다.

"금단의 비밀은 하나의 신령스러운 성(性)과, 하나의 조화로운 명(命)에 있을 따름이다. 성은 장엄한 하늘이니 항상 정수리에 거주하여 있고, 명은 장대한 땅이니 항상 배꼽에 거주하여 있다. 정수리는 성의 고향이고, 배꼽은 명의 터전이다. 이러한 사유로, 정수리와 배꼽은 천지의 근원이고 시작으로 볼 수가 있다."

남송의 장백단은 이렇게 말하였다.

"도가(남송 이전의 도교를 말함)는 신비한 명(命)의 수련으로 성의 영역으로 갈 수 있다고 보았기에 이러한 명을 자세히 이야기하고, 신령스러운 성은 간략하게 기술하였다고 볼 수가 있다.

불교는 처음부터 신령스럽고 영험스러운 성(性)을 근본 가르침으로 삼았으므로, 이러한 성을 자세히 말하고, 신비하고 조화로운 명은 간략하게 이야기하였을 것이다."

또한, "저 석가는 서방에서 태어나 역시 신비하고 영묘한 금단의 도를 얻었으니, 성과 명을 조화롭게 겸하여 닦아 성명쌍수의 결과 지순한 진리를 얻게 되었을 것이다. 그러므로 뛰어난 금선(金仙)이라고도 칭할 것이다."

부대사(傳大士)의 이야기로는 "6년 동안 설산(雪山)에서 끝까지 고행한 것은 무엇 때문인가. 단지 신비하고 영묘한 기(氣)와 신(神)을 조화시키기 위함이었네. 하루 내내 항상 조화의 일치를 구하여 호흡하였으니, 성명쌍수가 바로 참되고 바른 도임을 알았네."

종리권(鍾離權)도 "달마가 9년 동안 한결같이 면벽해서 단순한 육신을 초월하였고, 세존께서는 6년 동안 성명쌍수의 결과로, 육신 세속의 울타리를 벗어났네."라고 하였다. 이것으로서 석가가 신령스러운 성과 신비스러운 명을 함께 닦았음을 짐작할 수가 있다.

성명에 대한 북종(北宗)의 관념은, 신령스럽고 영묘한 성을 선천적 본원이나, 본체를 가리키는 것으로 생각하고, 경우에 따라 각각 진성(眞性), 진심(眞心), 원신(元神) 등으로 부르기도 한다. 왕중양(王重陽)은 "신령스러운 성(性)은, 밝고 빛나는 신(神)이고, 신비한 명(命)은 맑고 깨끗한 기(氣)이다. 이 신령스럽고 영묘한 진성은 항상 밝고 빛나며 여여하니, 이것을 장생불사라고 지칭하는 것이다."

그 당시까지 전해져 내려오던 형체를 지닌 육신(肉身)의 장생불사(長生不死)의 관념을 부정하고, 단지 신령스럽고 영묘한 진성(眞性) 원신(元神)만이 불사할 것이라는 관념을 표출한 것이다.

기(氣)와 명(命)이란 무엇인가?

원(元)의 이도순(李道純)은, "신령스러운 성(性)은 선천의 밝고 빛나는 신(神)으로서 영묘한 일령(一靈)을 말한다. 신비한 명(命)은 선천의 온후한 정(精)으로서 맑고 깨끗한 일기(一氣)를 말한다."

성스러운 성의 신령한 조화는 영험한 마음에 달려 있고, 신비한 명의 조화는 맑고 온후한 몸에 달려 있다. 바른 견해와 깊은 지혜는 영험한 심(心)에서 나오는데, 사유하고 판단하는 것은 심에 의하여 성이 움직이는 것으로 볼 수가 있다. 바르고 빠른 움직임은 신비한 몸에서 나오는데, 일상적인 행위는 몸에 의하여 명이 통제를 받는 것으로 볼 수가 있다. 신비한 명이 단순한 몸을 벗어나지 못하면 단순한 삶과 죽음이 있고, 신령스러운 성이 단순한 마음을 초월하지 못하면 오고감이 있다.

이로써, 신령스럽고 신비한 몸과 마음은 밝고 빛나는 온후한 정과 신의 거처이고, 온후하고 영묘한 정과 신은 곧 신령스럽고 신비한 성명의 근본임을 알 수 있다. 성은 명이 없으면 사유하지 못하고 명은 성이 없으면 사라지니, 그들은 비록 둘로 나누어지지만 생사존망의 이치는 하나이다.

앞서 기술한, "운급칠첨 원기론(元氣論)에서는 신령스러운 사람과 신비한 만물은 모두 태초의 일원지기(一元之氣)로서 만들어진다.

만들어지고 번성하는 데 사람의 기보다 뛰어나고 적합한 것은 없다.

"이 하나의 신령스러운 기운이 신비한 오기(五氣)를 포함하고 있으니 만물은 하나로 귀속될 수 있고, 하나의 신령스러운 기운이 변화하여 기묘한 만물로 나타나니 변화에 따라 서로 다른 부류의 사물이 될 수 있다.

이미 신비스럽게 나누어져서 그 신령스러운 기운 비율에 따라, 세 가지 만 가지 사물로 변화하게 되겠지만, 본래의 태초의 이 일기(一氣)에서 그다지 벗어나지 않는다.

오기는 나타나는 명(命)의 활동에 의해, 신비하고 영험스러운 성(性)을 이루게 되고, 또한 형체를 가진 사물에 따라 변화하게 될 것이며, 그 기운의 비율·분류에 따라 변화하게 될 것이다. 그래서 변화가 무궁무진하게 되는데, 나타난 만물만 그러하게 되는 것이 아니다."

태평경의 "사람은 원래 태초 혼돈의 선천의 기로부터 태어났으니, 맑고 깨끗한 기는 온후한 정(精)으로 변화되고, 온후한 정은 밝고 빛나는 신(神)으로 변화되며, 밝고 찬란한 신은 밝은 지혜로 나타난다.

조화로운 음양의 기에 기초하여, 그 기는 온후하고 충분한 정으로 변화되고, 온후한 그 정은 밝고 빛나는 신으로 변화하며, 밝고 찬란한 그 신은 밝은 지혜로 변화된다."

결론적으로 일반적인 이야기를 간단히 요약하게 되면, 맑고 깨끗한 기(氣)는 온후하고 정순한 정(精)으로 화(化)하여 그 나타나는 신비한 형체를 이루고, 그러한 기는 그 형체에 머무르며, 밝고 빛나는 신(神)은 그 기에 의하여 그 형체를 부린다.

　신령스러운 성(性)은 영묘한 태초의 심성·이성을 가리키고, 또 태초의 영험스러운 진의(眞意), 진신(眞神) 등으로 불려진다. 신비한 명(命)은 대개 신기하고 기묘한 생명, 형체를 가리키고, 또 온후하고 맑고 깨끗한 원정(元精), 원기(元氣) 등으로 불린다.

　태초 선천의 밝고 찬란한 심신(心神)을 수련하는 것이 성공(性功)이 되고, 태초 선천의 온후하고 정순한 정기(精氣)를 수련하는 것이 명공(命功)이 된다. 그러나 이 양자는 근본적으로 같은 하나의 근원에서 분화 변화되어 나왔기에, 이러한 분류 자체는 별 의미가 없다고 판단한다.

❸ 성명쌍수(性命雙修)란 무엇인가?

　태초 혼돈의 시기에 품수받은 태초의 선천 일기로 되돌아가기 위하여, 형체를 지닌 명(命)이라는 육신과, 성(性)이라는 정신 영역을 함께 수련하여야 한다는 명제에 이르게 되는 것이다.

　또한 그러한 주 관점은 태초에서부터 그 변화 과정에 양 쪽으로 관계되는 맑고 깨끗한 태초 선천의 기(氣)에 접근하여 그 기를 끌어내고 그 기의 태초의 변화과정의 흐름을 파악하여 그 흐름을 원래의 과정으로 되돌아가야 한다는 중간 과정에 도달할 것이며, 그러한 과정 절차 속에서, 결국은 태초의 성이라 불리는 그 움직임은 신이 주도하게 되는 그 영역까지도 함께 수련을 하여야 한다는 결론에 도달하게 되는 것이다.

그렇다면 어떠한 방법으로 성명(性命)을 함께 수련하여 하나로 합하게 할 수가 있을까 하는 문제가 대두되는 것으로, 필자가 판단하는바, 그 방법은 여러 가지가 있을 수가 있을 것이다.

필자가 판단하고 추구해 들어가는 그 방법으로서, 명(命)이라는 정(精)에 의하여 형성된 이 형체(形體)를 유지하고 그 활동을 관장하는 기(氣)의 흐름을 장악하여, 결국 정(精)으로서의 그 기운을 하나의 흐름으로 배양조절하여, 결국 기의 흐름을 끌어내고, 그 기의 흐름을 성(性)이라는 영역으로 끌어와서, 그 성(性)과 신(神)이라는 영역을 함께 수련한다는 것이다.

결국 압축 요약한다면, 정으로서 굳어진 그 몸 전체를 열어 타통시켜서 결국 그것은 기가 되겠지만 그 힘으로 머리 두정부마저 열어서, 말 그대로 온몸을 서로 통하게 만들어 놓고, 정신적·육체적인 감각 구분을 없애버린 상태에서 함께 수련한다는 것이다.

"이는 결국, 황제내경 소문의 6난, 음양이합론(陰陽離合論)의 이야기처럼, 인체 내 오장육부의 기운이 존재발산되는 그 기운의 그 위치적 장소를 내(內)라 하고, 그러한 각각의 장기에서의 발산되는 그 기를 그 기운을, 각각 3음경과 3양경으로 분류하여 그러한 기가 발산되는 그 위치적 장소를 외^(外)라고 하고, 그러한 외적인 구분은 다시 3양경의 부위를 표^(表)와 3음경의 부위를 이^(裏)로 나눈다."

이러한 이야기와 일맥상통하다고 판단하는 것이다.

다시, 이러한 각각의 음양으로 분류하여 이야기할 수 있는 그 기운 그 힘, 즉 기는 인체를 어떻게 흐르고 있는가의 문제로 돌아가서, "각 3음·3양경은 각각 그 주체적 흐름으로서, 태양경^(太陽經)은 등^(背) 쪽으로, 양명경^(陽明經)은 배^(복부) 쪽으로, 소양경^(少陽經)은 양쪽 옆구리 쪽을 지난다. 또한 각각의 음경^(陰經)은 그 안쪽에서 장기장부하고 접한다."

그 연결방법은 난경^{(25난 경락,} ^{26난 경락, 27난 기경)}의 이야기처럼, 12정경과 기경8맥 그리고 낙맥으로 서술되었지만, 그러나 기공 수련시 나타나는 기의 대체적인 흐름은 다소 다르다는 것으로 자각하였으나, 결국 전체적인 맥락에서는 거의 일치하는 것으로 보아도 무방하다고 판단되었다.

그러나 이러한 대체적인 전

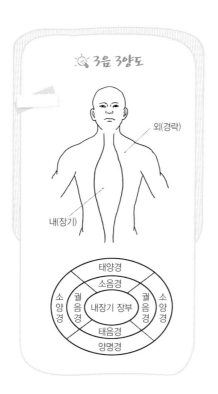

3음 3양도

외(경락)

내(장기)

태양경
소음경
궐음경
소양경
내장기 장부
궐음경
소양경
태음경
양명경

체적인 궁극적 흐름은 거의 일치한다고 하여도, 침술상에 나타나는 3음 3양의 흐름과 본서에 일관되게 흐르고 있는 기공 수련시 심안으로 자각 되는, 실체적 기의 흐름상 인지되는 8방위의 흐름을, 8상 기하학적 흐름 을 어떻게 설명하여야 할지의 문제는 존재하는 것으로, 일례로서 손이나 발의 경우, 손의 중심 장심이나, 발의 중심 족심에서 중심선을 가상으로 인정한다고 할지라도, 나머지의 흐름을 어떻게 할 것이며, 가상으로 인 정한 그 중심선은 어떻게 조절하여 인체에 유용하게 이용할 수 있을지의 이러한 문제점들이 있는 것으로, 이것은 치료를 위하여 환자들을 많이 접할 수 있고 기와 침을 마음껏 쓸 수 있는 제도권에서 풀어야 할 문제라 고 보고 있다.

각설하고, 위의 이야기처럼 인체를 종횡으로 모두 타통시켜 하나로 묶 어 들어가서 본서에 일관되게 흐르는 그 무엇을 추구한다는 것이다.

chapter 3

단전호흡(丹田呼吸)이란 무엇인가?

1

단전호흡의 의의

단전호흡이 무엇인가의 문제에 앞서, 단전호흡의 그 목적은 무엇인가의 문제가 대두될 것이다.

그 목적은 앞서 언급한 바와 같이, 성불득도와 그것을 이루기 위한 성명쌍수의 수련방법의 하나라는 이야기가 가능할 것이며, 그것은 결국은 심신(心身)수련이라는 것이다.

그렇다면 그 수련방법은 여러 가지 종류가 있을 수 있을 것이다.

그 여러 가지 방편 중에서, 필자는 본인 자신의 논리수련체계에 따른 직접적인 체득을 중심으로 단전호흡을 설명·기술하고 있다.

본문으로 돌아와, 단전호흡이란 무엇인가?

글자 그대로 단전이 일반적인 숨(호흡)을 쉰다는 것이 아니라, 단전부위에서부터 내기의 흐름을 일으켜 내기 위하여 우선적으로 그 특정한 단전부위의 혈처들, 즉 조직세포들이 자기 스스로 숨(호흡)을 쉬기 시작하게 한다는 것을 의미한다.

이러한 상태를 이끌어 내기 위하여, 일반적 통상적인 호흡에서 시작하여, 그 일반적인 호흡 속에 장기장부 조직 간의 내기의 흐름을 끌어내어, 그 흐름들을 인체 전반에 걸쳐 확산 일치시켜 나간다는 것이다.
그리하여 마지막으로는 온몸 전체가 타통되어 전체적인 모공피부호흡으로 유도시켜 나간다는 것이다.

결국, 이 이야기는 유위수련의 단계와 그 유위수련의 단계를 넘어, 무위수련으로 들어와 온몸 전체를 단전화하는 단계의 수련으로 넘어가는 육체적 · 정신적 수련을 함께하는 것으로 생각한다.
그렇다고 유위수련의 과정에서는 정신적인 수련이 일어나지 않거나 하지 않아도 된다는 것이 아니라, 유위수련의 과정에서도 정신적인 수련이 일어나고, 또 그러한 정신적인 수련 역시 한다는 것이다.

이러한 궁극적인 수련을 위하여 육신이라는 육체적인 형체를 단전호흡이라는 방법을 통하여, 하나하나 차근차근 육체적인 그 형체를 풀어버리면서, 육신이라는 형체 형신의 제한적 요소 걸림을 풀어버리면서, 그와 동시에, 성공(性功)이라는 정신적인 영적인 수련으로 들어가는 것을 말한다고 볼 수가 있는 것이다.

그렇다면 이 육신 전체를 단전화하여 가면서, 이 육신 전체가 숨(호흡)을 쉬면서, 정신적 영역의 수련까지 완성해내는 도구화의 과정으로도 볼 수가 있는 것이다.

──────────────── ②

단전의 세부

그렇다면 기본적인 단전은 어떠한 곳이며, 인체의 심부와 표부는 어떠한 것인가를 이해하기 위하여는 인체부터 해부 분석으로 들어가야 하는 것이다.

그림에서와 같이, 좌우 대강 어깨쭉지 밑부분에서 좌우 반대쪽 두정부 측면까지를, 결국 양쪽 어깨 쪽으로 하여 두정부까지를 상단전으로 보고, 양쪽 대맥의 약간 밑 부위에서 배꼽(제중) 밑부위를 지나 양쪽 골반(상전장골극) 앞부위까지를 잘라서, 그 중간 부위를 중단전 부위, 그 아래 부위를 하지 발까지를 모두 포함하여 하단전 부위로 판단한다.

그렇다면 인체의 심부와 표부는 어떻게 구분하여 볼 것인가의 문제가 대두되는 것이다. 인체는 척추를 중심으로 하여 임맥과 독맥, 충맥까지의 어느 선상을 심부, 비위경락을 중심으로 한 어느 선상까지를 내부 또

는 중부와 그 나머지 부분을 표부로, 이렇게 3개의 부분으로 나누어 볼
수가 있다고 보고 있다.

　이것은 개인적으로 생각할 때, 황제내경 소문의 음양이합론(陰陽離合論)의
심부의 장기장부의 어느 부분까지, 그리고 중부를 감싸고 도는 음경락
부위, 그리고 그 피부표면을 중점적으로 감싸고 도는 양경락의 부위별

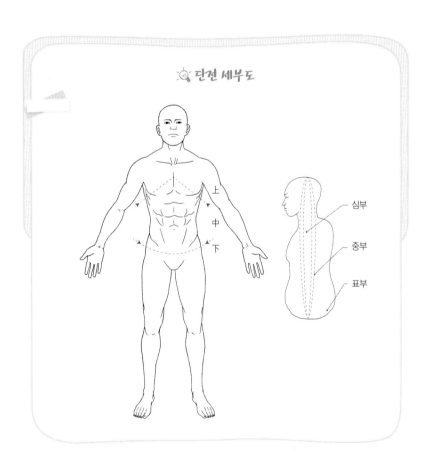

🔍 단전 세부도

上
中
下

심부
중부
표부

흐름과 어느 정도 일치하는 것은 아닐까 하지만, 심안(心眼)으로 내기의 흐름에 의한 구분으로 보는 것과 내면 인체의 실체적 구조에 의하여 일어나는 그러한 자세한 것은 필자로서도 확실히 구분할 수 없는 문제이며, 단지 내면의 흐름에 의한 대체적 큰 흐름으로서, 종횡 3개의 부분의 흐름을 분별 확인하였다는 그 정도에 불과하다.

그러나 수련으로 척추를 중심으로 한 임맥과 독맥, 충맥의 타통까지는 많은 시일이 소요되므로, 그런 정도로 인식하고, 실체적인 수련상으로는 통상적으로 비위경락까지의 내부와 표부, 이렇게 2개 부분으로 나누어, 수련에 임하는게 좋을 것으로 보고 있다.

--------------------------------- ③

3전, 3관과 3규

상기의 종횡으로 3개 부분으로 나누어 보았으나, 각각의 주요 거점이 어느 정도의 위치에 있는지 각각 그 관문이 무엇인지 간단히 사전에 인지하여야 할 필요성이 대두되는 것이다.

3관(三關)은 흔히 이야기하는 미려(尾閭), 협척(夾脊), 옥침(玉枕)이며, 미려는 선추 밑 미추끝단 부근, 협척은 흉추부위로서 팔을 내렸을 때 옆구리에 팔꿈치가 닿는 부근, 옥침은 뒷머리 침골부위, 3전(三田)은 상전(上田)은 이환궁(泥丸宮), 중전(中田)은 토부황정궁(土釜黃庭宮)이라 하여 심장과 배꼽 사이의 중간 정도의 부위, 하전(下田)은 화지(華池)라고도 이야기하며, 배꼽 뒤 신장의 앞으로 배꼽의 안쪽으로 조금 밑부위 정도로 언월화호(偃月火戶)라고 이야기하기도 하고 때로는 기해(炁海)라고도 하지만, 이 하전의 이야기는 수련의 정도에 따라 많은 변화를 가져오는 것으로서 처음부터 그 엄밀한 분류 자체는 별 의미가 없는 것으로 판단한다.

이곳의 기해의 표기는 흔히 이야기하는 선천기, 후천기로 분류하여 이야기할 때에 선천기로서 표기하는 것이나, 필자는 이것을 명문의 기 정도로 보고 있으며, 수련이 깊어지면 자연히 이해가 가능하게 되므로, 이 역시 구태여 처음부터 엄밀한 분류 자체는 별 의미가 없는 것으로 보고 있다.

참고로 흔히 이야기하는 하단전이란, 제중에서 치골결합 곡골까지를 5치로 보았을 때, 제중(배꼽) 밑 조금 안쪽으로 3치 부위, 흔히 이야기하는 침술상의 관원 정도의 부위는, 일단 그곳의 세포조직이 활성화 각성되어, 자기 스스로 숨(호흡)을 쉬게 되면서, 그곳에서부터 미려계지와 양쪽신장으로 내기의 흐름이 일어나기 시작하는 것으로 인식하고 있으며, 따라서 하단전이 형성되기 시작하는 것은 그때부터 시작이라는 정도의 의미로, 그 관원부위가 각성되기 시작하면서 이 모든 작용이 일어나기 시작하는 기폭제가 되는 것으로 보고 있다.

3규(三竅)는 상규는 이궁(離宮)으로서 심장부위, 하규는 감궁(坎宮)으로 신장부위로서 그 위치는 신장의 밑 관원(關元) 조금 밑 부분 정도로 보고 있으며, 중규는 중궁(中宮)으로서 배꼽을 중심으로 어느 정도의 부위로 보고 있다.

각 부위의 중점은, 상단은 심장에서 원신, 진신이 출현하여 머릿속 니환궁으로 들어가는 것으로, 중단은 비장에서 중앙황제가 나타나 그 중심에 거처하는 것으로, 하단은 양쪽신장이 타통되어 요추 2~3번 간의 명문의 기가 형성되어 관원 기해의 주위에 형성되는 것으로, 단지 중요한 것은 심장은 중단의 타통시에도 관여하고 좌우 간과 폐가 타통되는 경우에도 관여하며, 또한 방광과 양쪽 신장이 타통되어 명문(命門)의 기가 형성되는 경우에도, 즉 인체 전반에 걸쳐 관여하는 것으로 판단한다.

이렇게 인체 전반이 타통되어 마지막 두정부가 타통되기 시작하면, 그 때쯤에 두정부로 올라가서 니환궁을 중심으로 어느 부위에 걸쳐 자리를 잡는 것으로 보고 있다.

이천강림의 니두법과 형성원리

4 통합운용의 길

그렇다면 어떠한 수순으로 이러한 목적을 달성할 것인가의 문제가 대두되는 것으로서, 상지 및 하지 발에서 올라오는 기의 흐름이, 하복부의 관원 밑 부위의 인체 구심점의 통제에 따라, 미추 끝단 미려계지 부근에서 8방위로 흘러나가서, 먼저 방광과 양쪽 신장을 타통시키고 그 타통된 명문의 기와 밑에서 올라오는 수직방향의 기가 합쳐져, 1차적으로 심장의 기를 타통시키고, 그 기의 힘으로 간과 폐를 타통시키고, 그 힘으로 비장을 타통시키면, 1차적으로 인체를 타통시키는 것으로, 그 결과가 황정^(비장)의 타통과 연기화신의 성취로 나타나고, 통합된 그 힘으로 심장의 2차적인 타통과 동시에 복부 정중선으로 두정부마저 타통시키면, 2차적인 완전한 3단통합운용 과정의 진입으로 나타나는 것이다.

태초 혼돈의 경지로 들어가는 것은 마찬가지이나, 처음부터 그런 영역으로 바로 들어갈 수 있으면 좋겠지만, 처음부터 그런 영역으로 바로 들어가기가 어려우니, 처음부터 순차적으로 그 절차를 밟아 들어가는 것으로 요약할 수가 있는 것이다.

그러기 위하여, 선천기^(先天氣) 또는 내가진기^(內家眞氣)라고 하는 내기^(內氣)를 일으켜, 또한 그 내기를 강화시켜, 처음 시작하는 하단전의 일정부위 미추 끝단의 미려계지 그 부위, 미추 끝단의 그 부위로, 하단전 관원 부위의 통제에 따라 그 모든 힘들을 집결시켜 그 집결시킨 그 흐름으로 일차적으로 온몸을 순환시켜 그 결과로 얻게 되는 그 힘을 강화시켜, 그 강화 배양된 그 흐름을 끌어서, 3단 통합운용의 그 길을 따라 완전한 3단통합의 길로 들어가는 과정이라고 이야기할 수가 있는 것이다.

그렇다면 실체적 · 구체적 흐름과 그 나타나는 정황이 어떠한지를 요약하여 설명한다. 하단전 관원 부위의 통제에 따라 상지 팔의 흐름과 하지 발의 흐름을 끌어서 그 기의 흐름을 미추 끝단 부근에서 8방위로 흘러나가서, 1차적으로 방광과 양쪽 신장을 타통시키고 그 타통된 명문의 기와 밑에서 올라오는 수직방향의 기가 합쳐져, 1차적으로 심장의 기를 타통시키고, 그 타통 연합된 기의 힘으로 간과 폐를 타통시키고, 그 연합된 그 기의 힘으로 비장을 타통시키면, 1차적으로 인체를 타통시키는 것으로, 그 결과가 비장^(황정)의 타통과 연기화신의 성취로 나타나고, 다시 그 통합된 그 기의 힘으로 심장을 재차 타통시킴과 동시에 그 기의 힘으로 목을 지나 코 뒤 안쪽으로 하여, 인체의 중심에서 올라오는 기의 힘과, 목에서 측면에서 올라오는 기의 힘으로 두정부까지 완전 타통으로 들어가기 시작하는 것이다.

결론적으로, 일중^(一中)의 전 단계에 가까운 상황을 연출하며, 일중^(一中)에 이르는 상태로 진입하여 들어가면서, 그 기 그 힘으로 두정부의 안쪽 중심으로 하여 그 두정부마저 타통시키면, 인체의 중심선을 타통시킨 것으로, 2차적인 어느 정도 완전히 인체를 타통시킨 완전한 3단 통합운용으로, 인체를 종으로 중심선을 완전히 타통시킨 일중^(一中)의 상태로서, 결국 수중포일^(守中抱一)의 시작으로, 흔히 이야기하는 연정화기, 연기화신, 연신환허, 연허합도의 과정 중에서, 연신환허의 과정의 진입으로 보고 있는 것이다. 이곳까지를 유위수련의 경지로 필자는 판단하고 있는 것이다.

인체 기의 흐름도

다음에 기술된 인체 기의 흐름을 참고로 수련에 참조하도록 한다.

이러한 대체적인 인체 기의 흐름을 이해 숙지한다는 것은 실제적인 기의 흐름이 일어나기 전, 사전의 예행훈련차 가끔씩 실시하는 의념주천(意念周天) 훈련시 의념의 운용에 유용할 것이다. 또한 기의 흐름이란 결국 기혈의 흐름 이라는 것을 수련이 깊어감에 따라 본인 자신들이 자각하게 될 것이다.

옆의 그림과 같이 인체는 3개 의 기의 흐름 집단을 형성하고 있다.

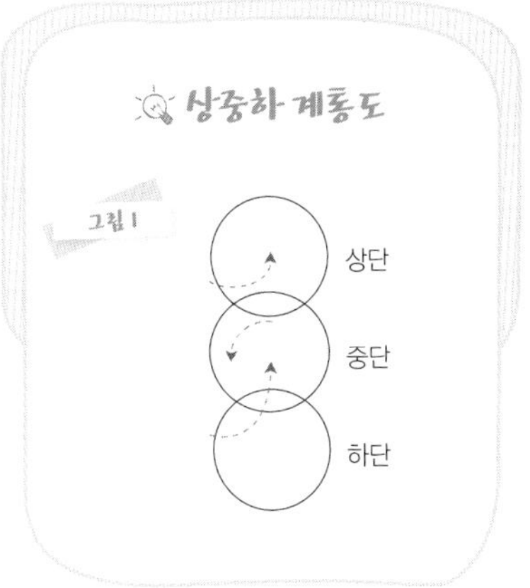

상단은 양손에서 시작하여, 각 각 반대편 두정부 쪽으로 하여 반대쪽 손으로 내려간다.

중단은 다음의 그림과 같이, 상 단의 한쪽 상지의 흘러나가는 흐

상중하 계통도

그림 1

상단

중단

하단

름의 반작용으로 반대쪽 흐름이 끌려들어오면서, 그 흐름을 따라 반대쪽 하지로 흘러나가며, 그 반대쪽의 하지에서는 역으로 끌려올라오면서 흐 르기 시작하는 것이다.

그림 1, 2의 화살표의 방향에 유의하여 보면 이해가 가능할 것이다.

배면(등쪽)의 흐름은, 그림 3 전체적인 그림으로 나타내었으나, 이러한 흐름은 복부쪽의 흐름 역시 동일한 것으로 판단한다.

수련이 정진되어 그림 4와 같은 상황으로 들어가게 되면, 수중포일의 상태로 들어가게 된다. 그림 5와 같은 상황으로 들어가게 되는 것이 이런 수련의 종착역으로 들어가게 되는 한 분기점으로 보고 있다.

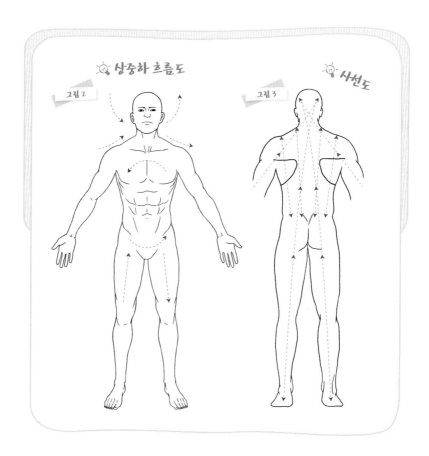

상중하 흐름도

그림 2

사선도

그림 3

더욱 수련이 진전되게 되면, 본인이 판단하는 마지막에 가까운 인체 기의 흐름이 그림 6, 7과 같이 나타나게 될 것이며, 그 상태에서 몸의 경계가 사라지는 상황으로 들어가게 될 것으로 판단한다.

이와 같이 각각의 대체적인 주요 흐름도를 간단히 예시하였으며, 물론 이보다 더 자세한 세부적인 기의 흐름도를 제시할 수도 있겠으나, 이 정

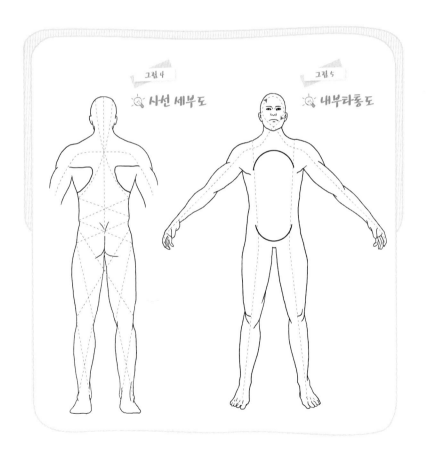

그림 4
🔍 사선 세부도

그림 5
🔍 내부타통도

도로서도 가능할 것으로 판단한다.

　이러한 흐름을 거쳐, 최종적으로 나타나야 하는 기의 흐름도를 다음과 같이 3개의 흐름으로 간단히 예시한다. 이러한 흐름이 나타나게 되면, 명실상부하게 몸 전체를 열어, 더욱 수련에 정진하여 언젠가는 수련인 자신들이 추구하는 성불득도의 길로 들어가게 될 것으로 판단하고 있다.

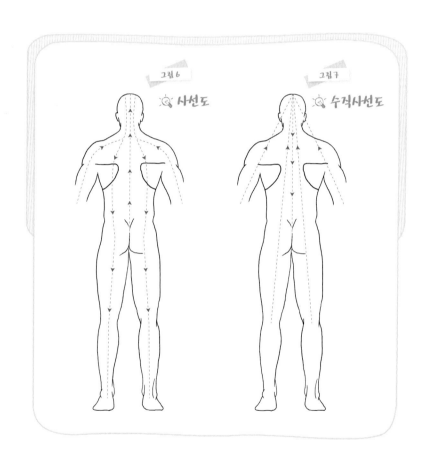

옆의 그림 1은, 배부(등)에서 나타낸 것으로서, 복부에서도 동일한 흐름이 나타날 것이며, 하지에서 각각 반대쪽 편두로 흐름과 동시에 같은 방향으로도 그 흐름이 나타나야 하며, 상지의 팔목에서 반대쪽 편두로 흘러나가며, 반대쪽 팔도 마찬가지의 현상이 나타나야 하며, 수직선 일중(ー中)이라고 이야기하는, 회음 장강에서 두정부의 백회 신회 부위로 중심선이 나타나야 하는 것이다.

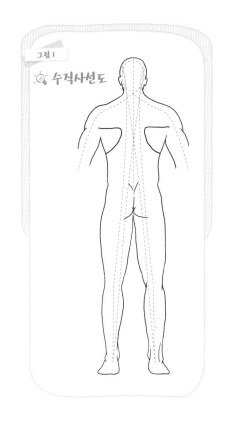

그림 1

수직사선도

다음의 그림 2는, 상지의 팔에서 머리를 돌아서 상단부의 흐름이 나타나야 하고, 목에서 어깨를 경유하여 대맥으로 이야기하는 옆구리 쪽으로 중단부의 흐름이 나타나야 하며, 대맥에서 골반을 경유하여 하지 발까지 하단부의 흐름이 나타나야 하고, 또한 두정부에서 양쪽 옆구리 부근을 거쳐서, 회음장강의 미추 끝단으로 하여 하나로 흐르는 또 하나의 흐름이 나타나야 한다.

참고로, 인체에 있어서 실제적 각각 흐름의 중심 구심점은, 상단부의 흐름의 중심은 코가 되고, 중단부의 중심은 비장이 되며, 하단부의 중심은 좌우 신장이 되고, 이러한 전체의 중심은 심장으로 판단한다.

그림 3은, 인체의 중심부의 횡으로의 흐름을 이야기하는 것으로, 심부의 흐름과 중부의 흐름은 반대로 흐르고, 나머지 표부의 흐름은 그 중부와 반대로 흘러서, 결국 심부의 흐름 방향과 동일하게 나타나게 된다.

이러한 상황으로의 실체적이고 구체적인 수련절차는 수련체계에 기술한다.

이화선 행공 하는 편리수양실기

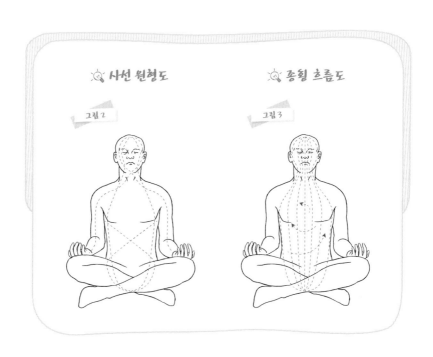

6
통합운용의 단계별 요체

각 단계별로 필자가 거친 과정을 간략히 기술하니 참고가 되길 바란다.

하복부 하단전이 형성되기 시작할 때에는, 관원정도의 부위에서 미진한 진동 작렬감이 나타나며, 그 부위가 옆으로 퍼져나가는 다소 확장·확대되어가면서, 처음 단계에서는, 주로 상지에서의 흐름이 특히 양쪽 어깨부위에서 하단전으로 밀려들어오는 감각이 강하게 나타나고, 다음 단계에서는 하지에서 밀려들어오는 감각이 조금씩 나타나기 시작할 것이며, 관원정도의 그 부위를 중심으로 미려계지 부위, 즉 골반 밑부위 바닥부분과, 위쪽의 신장부위까지 같이 움직이고 있다는 감각이 조금씩 나타나기 시작한다.

미려계지의 타통현상, 진동 작렬감과 함께 골반 쪽이 팽창 확장 확대되는 감각이 나타날 것이며, 하지에서는 발뒤꿈치를 중심으로 하지에서의 흐름이 강력하게 일어나, 미려계지 쪽으로 밀려들어오면서, 미려계지 부분이 확대되면서 넓어지고 곧이어 하지에서 강력한 기의 흐름이 미려계지로 밀려드는 감각과 함께 하단전 관원부위로 밀려들어오는 감각이 나타날 것이다.

양쪽 신장이 타통되는 현상은, 양신 탕전의 현상으로 처음에는 아마, 우측신장의 타통관통으로 뜨거운 기운이 나타날 것이나, 곧 좌측 신장이 타통관통되어 그 두 기의 흐름이 연결되어 시원하고 청량한 기운이 나타날 것이며, 곧 좌우 신장의 기의 합성흐름으로 요추 2~3번 사이의 명문의 기가 형성됨을 자각하게 될 것이다.

복부에서는 배꼽을 중심으로 좌우로 새로운 기의 형성이 시작됨을 자각할 것이다.

양쪽 신장이 타통되어 명문의 기가 형성될 시점이라면, 다른 쪽들도 수련이 깊어져 다른 현상들이 감지될 것이며, 미려계지를 타통관통하여 척추를 타고 기의 흐름이 두정부로 흐르기 시작할 것이며, 복부는 복부대로 명문의 기의 형성으로 제중(배꼽) 밑 관원부위 일정주위 부위에 걸쳐 쉽게 이야기하여 하단전이 형성되어 그 하부 부위에서 다소 따뜻한 열기가 위로 오르기 시작할 것이며, 그 주위에 무언가 모를 압력 압박감이 형성되며, 단의 형성이 시작되는 것이다.

흔히 이야기하는 하단전의 형성은 이러한 현상이 일어나기 전에 관원부위에 어느 정도의 자각은 있으나, 그것을 하단전이 자리 잡았다고는 보지 않는다. 하단전이 완전히 자리 잡고 그 기와 밑에서 올라오는 8방위의 중심 수직방향의 기가 서로 합쳐져, 연합된 그 기가 심장의 기와 일차적으로 타통관통되면 이것이 감리교구 수화기제, 본인은 이것을 소주천(소정로)의 한과정으로 보고 있다.

감리교구의 소주천 이후 더욱 힘이 보강되고, 그와 동시에 척추를 타고 두정부로 흘러들어가는 힘이 강화되고, 그후 간과 폐가 타통관통되면서, 측면의 기가 완전히 관통되는 것을 자각하게 될 것이며, 간과 폐가 완전히 타통되면, 흔히 이야기하는 대맥의 타통만이 아니라, 골반에서부터 어깨까지의, 더 확대하여 이야기한다면 인체의 하지 외측에서부터 어깨까지의 외측 측면이 어느 정도 열리게 됨을 자각하게 될 것이다.

이것은 역시 소주천의 한 과정으로 묘유주천(卯酉周天)으로 보고 있다.

그후 곧 비장(황정)이 타통폭발되어 일차적 전신타통, 3단 통합운용에 가까운 상태로, 이것이 일반적으로 이야기하는 연기화신의 과정까지이다.

비장(황정)의 타통은 추후 다시 자세히 언급될 것이나, 비장을 중심으로, 즉 장기장부 내면에서 음양오행상 토(土)를 중심으로 동서남북 목화토금수의 기의 흐름이 일어나기 시작한다는 것은, 결론적으로 장기장부 조직이 하나로 연결되어 흐르기 시작한다는 것으로 볼 수가 있는 것으로, 선도관련 고서에서 흔히 이야기되는, 오기조원(五氣朝元)의 시작으로 생각 판단되며, 이 내면의 흐름을 기점으로 인체를 하나로 연결타통시켜 나가는 시점이라고 보고 있다.

이 정도까지 들어오게 되면, 곧 두 눈에 작은 새(주작)들이 날고, 수련시 두정부에 태양이 떠오르며, 인당에 완전하지는 못하나 단(丹)이 형성되기 시작하는 징조로서 어느 정도 기의 응집이 나타나기 시작한다.

또한, 평상시에도 인체 주위에 기의 막이 쳐지게 되는 것이다.

따라서 자연히 내공의 발출이 가능해지고, 그 누구에게 지도를 받을 필요 없이, 자신의 수련 경지와 수련의 점검과 앞으로의 수련 방향도 자연히 자각하게 될 것이다.

그 이후 두정부까지 완전 타통관통으로 연신환허로 들어오는 초입의 과정이, 일반적인 표피만이 아닌 임맥과 독맥의 어느 정도 깊은 부위까지의 자오주천(子午周天)을 거쳐 회음장강에서 백회주위까지의 중심이 열리게 되는, 일중(一中)의 이야기가 완성되기 시작하는 것이다.

이것이 대주천, 건곤주천으로, 이 과정까지 일어나야 자오묘유건곤(子午卯酉乾坤) 주천으로 일단락되어, 앞서 언급한 수중포일의 시작으로, 그때부터 다시 새로운 수련의 경지로 들어가게 되는 것이다.

결국 필자가 바라보는 소주천은 ① 감리교구(내면 수직선상의 타통), ② 묘유주천(내외의 좌우), ③ 자오주천(임독맥 타통)의 과정을 모두 합하여 소주천(소정로) 과정으로 보고 있으며, 그 과정이나 그 직후 전후로, 곧 비장(황정)타통으로 재차 심장이 새롭게 타통되어, 심장의 신(神)이 두정부 니환궁으로 오르게 되는 중간 과정을 거치게 되는 것으로 보고 있다.

여기에서 건곤주천, 즉 회음장강에서 백회주위까지의 타통으로 들어오기 시작하여, 결국 자오묘유건곤(子午卯酉乾坤) 주천의 타통으로 진정한 대주천이 시작되게 된다고 보고 있다.

이 곳에서의 회음장강이나 백회주위라고 기술하는 이유는, 그곳을 중심으로 어느 정도 넓게 열린다는 의미이며, 본서에 기술된 주요관문혈처들 역시 굳이 어느 혈, 어느 관문이라고 하더라도 이와 같은 의미를 내포하고 있음을 주지하여 주기 바란다.

그러나 이것은 어디까지나 필자의 사견(私見)에 불과하며, 타 단체의 논리이론체계를 반박하고자 하는 것은 아니며, 오히려 타의 이론도 겸허히 수용하며 존중하는 것으로, 결국 기의 흐름을 어떻게 보느냐는 시각의 차이일 뿐 다른 의도는 전혀 없음을 언명한다.

이와 같이 모두 타통관통이 일어나게 되면, 인당에 단(丹)이 형성된 형상이 떠오르며, 그때부터는 다른 각도경지에서의 수련이 시작되는 것으로, 이곳까지를 유위수련의 경지로 보고 있다.

이러한 유위수련의 경지를 넘어, 인위적인 호흡작용에 의한 내기를 일으키지 않더라도, 평상시에도 구비호흡이 아니더라도 기본적인 내기는 흐르는 상태하에서, 약간의 의념만으로도 내기를 일으켜 낼 수 있는 상태로 들어가, 보다 더 전진된 성(性)이라 불리우는 정신적인 수련으로 들어갈 수 있는 상태까지의, 전 과정을 단전호흡이라고 보고 있다.

유위수련이든 무위수련이든 인체는 호흡을 하여야 하며, 그 호흡에 의하여 내기의 흐름을 일으켜야 한다는 것으로 볼 때에, 내기의 흐름이 일어난다는 그 자체가 무위의 과정이라고 하더라도, 온몸의 피부모공을 통하여서이든 어쨌든 단전호흡은 일어나고 있다는 것을 반증하고 있다고 보는 것이다.

part 3
기공수련체계

chapter 1

유위수련과 무위수련

----------------------------- 1

유위수련이란 무엇인가?

유위수련의 의의

유위수련이란 무위수련으로 들어가기 위한 그 전단계까지의 수련방법
과 체계를 이야기한다고 말할 수 있다.

유위수련이란, 더 자세히 이야기하여, 흔히 이야기하는 연정화기, 연기
화신까지의 과정을 끝내고, 연신환허로 들어가는 과정까지를 이야기한
다고 말할 수 있다.

이 과정까지 들어오기 위한 수련방법은 흔히 이야기하는 인위적인 호
흡수련방법, 즉 약간의 의식을 가하여, 그 내면흐름을 일으키는 수련체
계를 이야기한다고 볼 수가 있는 것이다.

이것이 노자의 도덕경이나 기타 여러 고서에서 이야기하는 태초의 혼돈기에 들어가, 이것을 황극이나 무극이라고 표현할 수도 있는 것으로 보고 있으며, 일종의 완전한 영적인 영역의 수련을 위한 준비과정의 수련으로 볼 수가 있는 것이다.

태초 혼돈의 경지로 들어가는 것은 마찬가지이나, 처음부터 그런 영역으로 바로 들어갈 수 있으면 좋겠지만, 처음부터 그런 영역으로 바로 들어가기가 어려우니, 처음부터 순차적으로 그 절차를 밟아 들어가는 것으로 요약할 수가 있는 것이다.

결국, 이것은 성명쌍수(性命雙修)의 수련방법에 있어서, 선명후성(先命後性)과 선성후명(先性後命)의 방법으로 대별될 수 있는 수련체계에 있어서, 선명후성의 방법에 가깝다고 볼 수가 있는 것이나, 그렇다고 전적으로 선명후성이라고도 볼 수가 없는 것이다.

수련이 깊어지게 되면 자연히 본인 자신들이 자각하게 되겠지만, 동공(動功)에 이은 정공(精功)의 수련으로 들어가기에 어쩌면 양자를 겸하였다고도 볼 수가 있는 것이며, 동공으로 육신의 한계가 풀리어 나감에 따라, 정공이라는 정신영역의 수련경지 역시 그에 동반되어 격이 달라지게 됨을 자각하게 될 것이다.

그러하기 위하여, 선천기 또는 내가진기라고 하는 내기를 일으켜, 그 내기의 집합구심점으로서 하단전 관원부위가 형성되어, 그 부위에서부

터, 상지 및 하지와 복부와의 연합된 연결흐름동작을 통하여, 그 내기를
강화시켜, 처음 시작하는 하단전의 일정부위 회음장강 부위 미추 끝단부
위로서 흔히 미려계지라고 하는 그 부분에서부터 그 힘을 강화시켜, 3단
통합운용의 그 길을 따라 완전한 3단 통합의 길로 들어가는 과정이라고
이야기할 수가 있는 것이다.

상지 팔의 흐름과 하지 발의 흐름을 끌어내어, 그 끌어내는 구심점 하
단전(최초에는 관원부위)을 형성시켜, 그 기의 흐름을 회음장강의 미추 끝단 부
근에서 8방위로 흘러 나가게 하여, 기본적으로 양쪽 신장을 타통시키고
그로 인하여 형성되는 명문의 기와 밑에서 올라오는 수직방향의 기가 합
쳐져, 1차적으로 심장의 기를 타통시키고, 그 타통연합된 기의 힘으로 간
과 폐를 타통시키고, 그 연합된 그 기의 힘으로 비장을 타통시키면, 1차
적으로 인체를 어느 정도 타통시키는 것으로, 그 결과가 황정(비장)의 타통
(형성)과 연기화신의 성취로 나타나고, 다시 그 통합된 그 기의 힘으로 심
장을 재차 타통시킴과 동시에, 그 기의 힘으로 목을 지나 코 안쪽으로 하
여, 일중(一中)의 전단계에 가까운 상황을 연출하며, 그 기 그 힘으로 두정
부의 안쪽을 중심으로 하여 두정부의 측면으로 유입되는 기의 힘과 함
께 그 두정부마저 타통시키면, 인체의 중심선을 어느 정도 타통시킨 것
으로, 결국 수중포일(守中抱一)의 시작으로, 2차적인 어느 정도 완전에 가깝
게 인체를 타통시킨 완전한 3단 통합운용으로, 연신환허의 과정의 진입
으로 나타나는 것이다.

이곳까지를 유위수련의 경지로 보고 있는 것이다.

유위수련의 요결

하복부 하단전이 형성되기 시작할 때에는 관원정도의 부위에서 미진한 진동 작렬감이 나타나며, 그 부위가 옆으로 퍼져나가고 약간 위쪽으로도 상승하려는 것 같은 감각으로 그 부위가 주로 옆으로 퍼져나가는 듯한 다소 확장 확대되어가면서, 다소 근질거리는 감각을 동반하게 될 것이다.

이것은 주로 상지의 흐름이, 양쪽 어깨를 중심으로 하복부 관원정도의 부위로 집중되기 시작함을 의미한다고 보고있으며, 그 부위를 중심으로 미려계지부위, 즉 골반 중앙의 밑부위 바닥부분과, 위쪽의 신장부위까지 같이 움직이고 있다는 감각이 나타나기 시작하며 미려계지의 열리는 현상은 골반주위가 팽창 확장 확대되는 감각이 나타나는 동시에, 양쪽 발 뒤꿈치를 중심으로 하지 내기의 흐름이 강하게 밀려드는 현상이 나타나며, 곧이어 미려계지부위와 하복부 관원의 부위가 한층 강하게 연결되어지는 것을 느끼게 될 것이다.

또한 이것으로 열리는 것이 끝나는 것이 아니라, 본서에 기술되어 있는 것처럼, 이처럼 일차적으로 열리기 시작하여, 계속되는 수련으로 그 부위의 타통되어가는 현상이 점점 더 확대 확장, 다르게 이야기하여 전진 또 전진 확장 또 확장으로 그 나타나는 현상들이 더 강하게 변화하게 되는 것이다. 이러한 현상은 본서에 기술된 다른 현상들도 이와 동일하다고 생각하기 바란다.

양쪽 신장이 타통되기 전에 미려계지부위에서 한층 강한 진동 작렬감이 나타날 것이며, 흔히 이야기되는 양신(兩腎) 탕전(湯煎)의 현상이 나타난다.

처음에는 대부분, 우측 신장의 타통관통으로 뜨거운 기운이 나타날 것이나, 곧 좌측 신장이 타통관통되어 그 두 기의 흐름이 연결되어 시원하고 청량한 기운이 나타날 것이다.

양쪽 신장이 타통되는 시점이라면 다른 쪽들도 수련이 깊어져 다른 현상들이 감지될 것이고, 미려계지를 타통관통하여 척추를 타고 기의 흐름이 두정부로 흐르기 시작할 것이며, 또한 복부에서도 다소 따뜻한 열기가 위로 오르기 시작할 것이며, 일차적으로 그 영향으로 명문(요추2~3번)의 기가 형성되기 시작하면, 복부에서는 배꼽(제중)을 중심으로 어느 정도 배꼽 안쪽부위를 중심으로 기의 형성이 감각될 것이며, 그 주위에 무언가 모를 압력 압박감이 형성되면서 단의 형성이 시작되는 것이다.

명문에서 형성되기 시작한 그 기와 밑에서 올라오는 8방위의 중심 수직방향의 기가 서로 합쳐져서, 연합된 그 기가 심장의 기와 일차적으로 타통관통되면 이것이 감리교구 수화기제, 본인은 이것을 소주천(소정로)의 한 과정으로 보고 있다.

소주천(감리교구) 이후 더욱 힘이 보강되고, 그와 동시에 척추를 타고 두정부로 흘러들어가는 힘이 강화되고, 그후 간과 폐가 타통관통되면서, 측면의 기가 완전히 관통되는 것을 자각하게 될 것이며, 이것을 묘유주천(卯酉周天)으로 보고 있으며, 이것 역시 소주천의 한 경로로 보고 있다.

그후, 곧 비장이 타통(폭발)되어 일차적으로 전신 타통에 가까운 현상이 일어나게 되며, 비장이 타통된다는 것은, 인체의 복부를 중심으로 한 장기장부 조직 간에 서로 내기의 연결이 자연스럽게 일어나기 시작한다는 것으로 이렇게 비장이 어떤 면에서는 복부의 중심에 거하게 되면서, 곧 심장이 완전히 타통되어 두정부까지의 완전한 연결이 일어나기 시작하는 한 과도기적 과정으로 보고 있다.

이 상태는 곧 3단 통합운용이 일어날 수 있는 가까운 상태로, 이 상태에서 회음장강에서 백회신회 부근으로, 복부 정중앙선을 타고오르는 중심선의 시작을 건곤주천(乾坤周天)의 시작으로, 이것이 일반적으로 이야기하는 연기화신의 과정까지이다.

이 시기 이후부터가 대주천의 시작기점으로 판단하고 있다.

이 정도까지 들어오게 되면, 곧 두 눈에 작은 새(주작)들이 날르고, 수련시 두정부에 태양이 떠오르며, 인당에 완전하지는 못하나 단이 형성되기 시작하는 어느 정도 기의 응집이 나타나기 시작한다.

또한, 평상시에도 인체 주위에 기의 막이 쳐지게 되는 것이다.

두 눈에 나타나는 작은 새들과 수련시 두정부에 태양 등이 떠오르는 현상들은 필자의 경우이며, 다른 곳에서 이러한 이야기들을 본 기억이 없기에 누구나 그러한 현상이 나타날 것이라는 확신은 없으나, 두 눈에 나타나는 작은 새(이하 주작으로 표현)의 경우는 누구나 다 그렇게 나타날 것이라는 확신은 없다. 그러나 최소한 수련시 두정부의 태양과 인당의 기의 응집, 인체 주위의 기의 막은 나타날 것으로 보고 있다.

따라서 자연히 내공의 발출이 가능해지고, 그 누구에게 지도를 받을 필요 없이, 자신의 수련 경지와 수련의 점검과 앞으로의 수련 방향도 자연히 자각되게 될 것이다.

그 이후 두정부까지 완전 타통관통으로 연신환허로 들어오는 초입의 과정이, 회음장강 부위에서 백회신회 부위까지의 중심이 열리게 되는, 일중(一中)의 이야기가 완성되기 시작하는 것이다.

이것이 대주천, 건곤주천으로, 이 과정이 일어나야 자오묘유건곤(子午卯酉乾坤) 주천으로 일단락되어 인체의 안쪽 중심선과 바같쪽 모두가 타통되는 그 힘으로 온몸 전신이 타통되기 시작하는, 대주천으로의 이행이 시작되는 것으로 판단하고 있다. 그렇다면 필자가 인식하는 자오주천(子午周天)의 자오의 타통은 무엇인가의 문제가 대두될 것이다.

타 단체들의 논리수련체계를 비난하고자 하는 것도 아니고, 필자의 글 어디에도 타류 타 단체의 논리수련체계를 비교 · 비난 · 매도하는 것은 전혀 없으며, 결국은 같은 이야기를, 단지 인식의 차이 정도로 생각해 주기 바란다.

자오의 타통은 흔히 이야기하는 회음장강에서 척추를 타고 백회를 관통하여 다시 밑으로 돌아가는 어떻게 보면 표피를 관통하는 것이 아닌,

척추의 정중앙을 뚫고, 후두부에서 침골을 지나 침술상의 독맥의 강간(強間)의 주위근처 부분에서부터, 백회 정수리 밑 어느 깊은 부위까지를 타통관통하면서, 전두부로 내려오기 시작할 때에는 침술상 신정(神廷)까지는 어느 깊이까지 그대로 타통되어 나오는 그것이 진정한 자오주천으로 보고 있으며, 건곤주천은 회음장강 부위에서 복부 정중선을 타고 목 안쪽을 관통하여 침술상의 백회와 신회(顖會) 어느 부위까지 그대로 수직관통되는 것으로 보고 있다.

이것은 일부 고서들에서 나타나는 흔히 이야기하는, 중맥이나 일중(一中)과 비슷하거나 같은 것으로서, 그것이 나타나는 위력이나 강도는 다른 관문혈처들의 타통·관통의 예와 같이 계속되는 수련으로 더욱 전진될 것으로 보고 있다.

필자의 기술을 주창하고 싶은 생각은 없고 단지 단순한 본인의 의견을 피력한 것에 불과하다고 보아 주기 바란다. 여하지간, 이러한 자오묘유건곤으로 일단락되어 대주천의 경지로 들어가기 시작하는 것으로 판단한다.

대주천의 경로는 이상과 같이 중심이 모두 타통되어 나감에 따라, 인체의 모든 나머지 혈들이 안팎으로 타통되기 시작하는 것으로 보고 있다.

이것이 앞서 언급한 수중포일의 시작으로, 그때부터 다시 새로운 수련의 경지로 들어가게 되는 것이다. 이것이 수중포일, 고서에서 언급하고 있는, 인체의 중심선과 천지의 중심선으로 서로 비교 자각하게 된다는 이야기로 보고 있다.

이와 같이 모두 타통관통이 일어나게 되면, 인당에 단(丹)이, 형성된 형상이 떠오르며, 바깥테두리는 둥근 푸르스름한 원형과 그 안쪽으로는 약간 희고 붉고 누르스름한 원형의 형상, 이러한 형상으로 떠오르기 시작하나, 그 색상이나 형태는 이러한 기본을 유지한 채, 수련시의 조명이나 외부 요건 또는 수련 정도에 따라 다소 차이가 나타날 것으로 보고 있으며, 본인은 이것을 단(丹)이라고 규정하고 그때부터는 다른 각도경지에서의 수련이 시작되는 것으로, 이곳까지를 유위수련의 경지로 보고 있다.

비장(황정) · 타통과 연기화신의 성취

이 부분은 필자가 다른 곳에서 잠시 소개 삼아 기술하였던 부분이나, 참고 삼아 읽어보면 수련에 도움이 될 것으로 판단한다.

그간 어느 정도의 성취는 인지되나, 내가진기의 운용과정에서 가끔씩 그 흐름이 끊기는 무언가 부족함을 느끼며, 그 원인이 무엇인지 계속하여 고민에 빠지다.

오늘은 그간의 지나간 과정을 다시 한번 반추하여 어디의 문제인지 찾아질 것 같은 예감을 느끼다. 우선적으로 온몸의 상태를 간단한 동공으로 풀어내고, 정좌하여 운용으로 들어가다.

먼저 방광이 돌고 하단이 돌아가며 미려계지를 따라 들어가며, 복부는 복부대로 척추와 동시에 끓어오름을 느끼다. 순서에 따라 두정부에 태양이 양광3현과 주작과 봉황이 나르고, 청룡·백호가 나타나고, 현무의 작은 움직임을 느끼다.

벌써 마음장상은 지나갔지만, 그러나 중앙의 황제는 무언가 힘이 약함을 느끼며, 그 원인이 무엇인지? 회의감에 빠져 잠시 허탈감에 빠져든 그때, 좌측 비장 주위(홍추 7-9)가, 며칠 전부터 그 주위가 이상하게 근질거리며 이상한 감각을 느끼던 그곳에서, 무언가 터져 흐르는 듯한, 일순간 온몸에 흐르던 기의 흐름, 청룡·백호·주작·봉황 등의 모든 움직임이 일순간 정지됨을 느끼는 그 순간 무언가 터져 흐르는 듯한, 체내가 노란색과 푸른색으로 흘러넘치는 듯한 감각으로, 그 부위가 심장의 반쯤에서 대략적으로 복부의 하완 수분 근처까지 한 덩어리로 퍼지며 엉겨드는 듯한 느낌을 받다.

일순간 복부에서 학들이 나타나고 심폐에서 주작·봉황이 새롭게 나타나 두정부로 오르는 감각을 받다. 이것이 황정 폭발이라고 하는 것이구나 하는 것을 직감적으로 느끼다.

그 뒤부터는 모든 것이 일사천리로 진행되어, 황제는 대략 심장 하단에서 중완 부위로 자리를 잡고, 양광3현은 거의 하나로 통합되다시피 하여 두정부 가까이로 자리를 잡은 것으로 판단된다.

기의 흐름은 더욱 강해지고, 내가진기의 흐름이 끊기는 현상이 사라지고 좌우 양신장은 하나로 통합, 심폐 역시 하나로 통합, 금목(간과폐) 역시 하나로 통합, 좌우 대뇌 역시 하나로, 가운데는 어느 정도 비워둔 상태로, 결국 모든 장기가 하나로 통합운용되는 감을 받다. 의념에 따라 기의 흐름이 바로 일어나고, 천목혈의 흐름 역시 바로 일어나는 것을 느끼다.

아래 부분은 그 당시 문답으로 주고받았던 짧은 이야기들이다.

주작·봉황이 단을 등에 업고, 때로는 단과 같이, 어느 정도의 성취 후에는 물론 그전에도 그런 상태였지만, 주작은 백색자운광, 봉황은 다소 검붉은 색을 띠나 역시 자운광으로 빛납니다. 본인의 판단으로는 주작은 심장에서, 봉황은 서방백제와 함께 폐에서 나타나는 것으로 그것이 심장과 연결되어 체내순환을 돕는 것으로 판단하고 있으며 대부분의 경우 평소 2~3마리에서 본인이 내력을 일으키거나 수련에 들어가면 곧 3~5마리로, 그리고 무수한 학들이 나타나나, 그후 다음 단계로 변하면서 주작·봉황·학들이 나타나기는 하나 인당주위가 다른 색으로 짙어지면서 잘 보이지 않게 됩디다. 평소와 다른 차이는 별 느끼지 못하지만, 평소 두 눈에 나타나던 새들이 더욱 뚜렷해졌다는 정도와 인체 기의 막이 더욱 강화되었다는 정도입니다.

두정부의 태양은 두정부로 들어온 것은 아니고 두정부 가까이, 대뇌가 모두 연결되고, 머리 또한 모두 연결되는 감, 대뇌의 중앙, 즉 미심혈 (불가의 백호)에서부터 이마의 중앙은 어느 일정부분은 무언가 다른 느낌, 복부는 중앙 황제를 중심으로 모두 통합운용되는 감각, 물론 각 장기는 그대로이나 감각적으로 그렇게 느껴진다는 것이다.

추신 : 그 뒤 어느 시기 즈음에, 봉황과 학들은 사라지고, 주작만 남아 나타납니다.

무위수련이란 무엇인가?

무위수련의 의의

무위수련이란 유위수련에서 3단 통합운용이 일어난 상태하에서 연신환허와 연허합도에 이르는 마지막 전 과정을 이야기한다고 볼 수가 있는 것이다.

결국, 이 과정은 명이라고 부르는 육체의 훈련도 겸하면서, 정신적 수련을 위주로 하는 것으로 이것을 흔히 이야기하는 성공(性功)이라고 부르는 것이지만, 필자의 판단으로는, 이 상태로 들어오기 그 이전까지도 성공의 훈련은 일어나는 것이며, 절차상 이야기의 전개상 어느 정도 차이를 갖고 구분하여 기술 설명하는 것이지, 성공이나 명공이나 같은 한 근원의 수련으로서 결국은 같은 이야기라고 보고 있다.

따라서 이러한 성공의 상태로 들어와서도 명공^(命功)의 수련훈련 역시 일어나게 된다는 것이다.

이 시기에 이르러서는, 통상적으로 일반적인 구비호흡^(口鼻呼吸)을 하든 하지 않든 기본적인 내기의 흐름이 항상 있기에, 어떻게 보면 구비호흡의 필요성이 없어지는 경우가 될 수도 있겠지만, 그 이유는 구비 대신 제 중호흡이나 기타의 방법으로 다른 호흡을 할 수가 있으므로, 그러나 구태여 구비호흡 자체를 없애버릴 필요는 없는 것으로, 수련 과정상 때에 따라 구비호흡도 필요하다고 보고 있다.

그래서 구비호흡도 습관적으로 계속 유지하는게 좋을 것으로 판단한다.

어쨌든 이 과정부터는 인위적인 호흡에 의한 내기의 흐름을 일으킬 필요 없이 의념만으로도 내기의 흐름이 일어나고, 그 힘을 배가시킬 수가 있는 경지로 들어가 있기에, 간단한 동공을 하든 하지 않든 언제 어느 때이든 수련에 임할 수가 있는 것이다.

참고로, 이 과정부터는 무슨 특별한 신통력이 나타나는 것으로 모두들 이야기하지만, 본인의 경우 무슨 특별한 신통력이 나타나는 것은 없었다. 단지 몸과 마음이 안정되어, 속된 말로 가라앉고, 웬만하여 주위로 인한 흔들림이 없어지고, 다소 특이한 능력이 나타나는 그런 정도밖에 없습니다.

그러나 필자가 이러한 기본적인 상태하에서, 이 분야로 들어와 10여년에 걸친 이러한 생활로 인한 좌절회의감으로 온몸이 망가져 들어간 것을 두고 볼 때에 이 역시 어느 정도의 회의감은 갖고 있다.

)◎(

무위수련의 실체

이러한 무위수련의 경우, 실체적으로 어떻게 수련이 일어나는가, 참고용으로 무위수련의 일면을 공개하니 참작바란다.

간단한 동공으로 온몸을 이완하고, 두 눈에 나르는 주작과 인당의 단 역시 그대로 둔 채, 정좌하여 수련에 들어가다. 천천히 온몸으로 기의 운무가 피어오르고, 인당의 단이 천천히 내려오며, 몸이 좌우로 그대로 벌어지다. 곧이어, 두정부에 5개의 태양이 떠오르고, 떠오른 그 상태에서 반월형의 빛의 무리 형태를 이루다.

반월형의 빛의 무리 중 가운데 부분에서 밑으로 내려오는 빛의 흐름을 강하게 느끼다. 밑부분은, 옆으로 퍼져나가며, 마치 지반이 형성된 것 같은 느낌으로 감지되다.
그 중앙은 텅 빈 허공을 이루며, 그 중간쯤에 단이 떠있으며 단 안에서 주작이 유유히 나르다.

주작은 커다란 자태로 변하여 유유히 날고 있고, 다소 따뜻한 열감과 미세한 진동만으로 모든게 적막하게 흐른다. 기의 흐름은 거의 정지된 것 같은 상태로서, 미미한 움직임만이 감지되며, 두정부의 빛의 환대중의 중앙부분에서 다소 강하게 정중앙으로 비추어지고 있다. 이것이 태초의 혼돈기인가? 아니면 허공계인가? 무엇이라 단정지을 수가 없다.

잠시후, 수련을 끝내고 모든 것을 제자리로 돌려놓다.

이것이 본인이 현재 수련하고 있는 한 장면의 묘사이다.

아마, 다소의 차이는 있겠지만, 거의 대부분이 이 정도의 범위에서 간편하게 자신의 방법을 계발하여 실제 수련에 임할 것으로 보고 있다.

chapter 2

원기의 발생 및 그 흐름

①

내기 양기의 발생원리

인체의 선천기는, 인체의 장기에 축적되어 있는 것으로, 그 장기의 힘이 체내의 내부 구심점에서 인체의 체내에서 팽창 발육을 위하여 표부로 뻗어나가는 기운은, 인체의 사지말단에 그 흐름이 정체되어 있으므로, 그 정체되어 있는 그곳에 의념에 의한 빛과, 내기의 흐름에 의한 온도(열기)가 발생하게 하여, 그곳에서부터 내기 양기의 흐름을 일으켜, 그 흐름과 장기의 흐름을 결합 순환을 유도해 내는 것으로 판단하고 있다.

그 상징적 비유는, 바닷가 해안가나 호숫가의 작은 암석조각 모래나 작은 자갈들에, 바닷물이나 호수의 물들이, 바람이나 외부의 영향으로 밀려들어와, 서로 부딪혀 철썩이는 물보라가 일어나는, 그래서 그 여진

이 잔잔히 퍼져나가는 그 원리로 이야기할 수가 있는 것이다.

결국, 수련체계란 이 흐름들을 일으켜, 가장 효과적인 방법으로, 단시간에, 하복부부터 충만시켜 미려계지를 열어 척추 속으로, 또한 복부 심부를 통하여 두정부로 끌어올리는 것으로 요약하여 이야기할 수가 있다.

인체 원기의 흐름

사람과 자연은, 본서에 일관되게 흐르고 있는 것처럼, 이런 분야의 동양철학사상사적 고서에서와 마찬가지로, 같은 근원에서 같은 원리로서 시차를 두고 나타나게 되었다는 것으로서, 이러한 관점에서 천지자연을 대우주, 인간을 소우주라고 칭하며, 다른 이야기로서, 천인합일, 천인동일, 동일기구로서 자연히 천지자연과 그 운행질서가 동일하여, 따라서 인체의 원기 내기의 흐름 역시 동일하다고 보고 있는 것이다.

수련시 수련훈련의 효과를 극대화하기 위하여, 인체 원기의 시간대별 흐름을 참작하여, 그 내기의 흐름을 격발시키는 데 활용하면 좋을 것이다.

인체의 원기의 흐름은 자연의 흐름에 따라, 인체에서 다음과 같이 그 흐름이 나타나게 된다. 이는 필자가 훈련수련시 그렇게 일어나는 것을 확인한 결과이기도 하다.

자(子)시에 일양(一陽)의 기가 미려(尾閭)에 나타나고, 쾌상으로는 복괘(復卦)로 나타내며 이곳의 위치는 선추 3~4번으로 보고 있으며, 이곳을 미려계지로 보고 있다.(고서에서는 고골 셋째 마디로 기술되어 있는 것을 본 적이 있다.)

축(丑)시에 이양(二陽)의 기가 신당(腎堂)에 나타나고, 쾌상으로는 임괘(臨卦)로 나타내며 이곳의 위치는 요추 5번~선추 1번으로 보고 있다.(고서에서는 아래로부터 일곱째 마디로 기술되어 있는 것을 본 적이 있다)

인(寅)시에 삼양(三陽)의 기가 원추(元樞)에 나타나고, 쾌상으로는 태괘(泰卦)로 나타내며 이곳의 위치는 요추 2~3번 보고 있으며(고서에서는 아래로부터 열한번째 마디), 묘(卯)시에 사양(四陽)의 기가 협척(夾脊)에 나타나, 쾌상으로는 대장괘(大壯卦)로 나타내며 이곳의 위치는 흉추 10번(고서에서는 아래로부터 12번째 마디), 진(辰)시에는 오양(五陽)의 기가 도도(陶道)에 나타나고, 쾌상으로는 쾌괘(夬卦)로 나타내며 이곳의 위치는 흉추 1번(고서에서는 아래로부터 22번째 마디), 사(巳)시에는 육양순건(六陽純乾)의 기가 침골에 나타난다.

오(午)시에는 일음(一陰)의 기가 백회(百會)혈에 나타나고, 쾌상으로는 구괘(姤卦)로 나타내며, 미(未)시에는 이음(二陰)의 기가 인당에 나타나고, 쾌상으로는 돈괘(豚卦)로 나타내며 신(辛)시에는 삼음(三陰)의 기가 전중(膻中)에 나타나고, 쾌상으로는 비괘(조卦)로 나타내며, 유(酉)시에는 사음(四陰)의 기가 중완(中脘)에 나타나고, 쾌상으로는 관괘(觀卦)로 나타내며, 술(戌)시에는 오음(五陰)의 기가 신궐(神闕)(배꼽)에 나타나고, 쾌상으로는 박괘(剝卦)로 나타내며, 해

⒣시 육음⒧六陰⒨의 기가 관원⒧關元⒨에 나타난다. 간단히 추려서 정리한다면 다음과 같다.

○ 자⒧子⒨ : 미려　　○ 축⒧丑⒨ : 요추 5번　　○ 인⒧寅⒨ : 명문/요추 2~3

○ 묘⒧卯⒨ : 흉추 10번　○ 진⒧辰⒨ : 흉추 1번　　○ 사⒧巳⒨ : 침골

○ 오⒧午⒨ : 백회　　○ 미⒧未⒨ : 인당　　　○ 신⒧申⒨ : 전중

○ 유⒧酉⒨ : 중완　　○ 술⒧戌⒨ : 제중　　　○ 해⒧亥⒨ : 기해 관원

　요약하여, 그 시간대별로 대체적으로 활용하는 간단한 방법으로는 하기를 참조하기 바란다.

　자시⒧子時⒨에 기가 미려⒧尾閭⒨에 있고, "축시⒧丑時⒨·인시⒧寅時⒨의 시간대에는 허리⒧腰間⒨에 있으며", "묘시⒧卯時⒨·진시⒧辰時⒨·사시⒧巳時⒨의 시간대에는 척추⒧脊脊⒨의 즉, 흉추와 경추에 있고", 오시⒧午時⒨에 니환⒧泥丸⒨에 있다.

　"미시⒧未時⒨·신시⒧申時⒨·유시⒧酉時⒨의 시간대에는 가슴⒧胸膈⒨에 있으며", "술시⒧戌時⒨·해시⒧亥時⒨의 시간대에는 하복부로 돌아오니 즉, 뱃속⒧腹中⒨으로 돌아온다."

　대체적으로 그 시간대별로 그 부위 근처로 의식, 의념을 집중하여 내기의 흐름을 강력하게 끌어내는 데 활용하게 되면, 처음 시작하는 경우, 수련훈련 초기에는 이러한 효과를 일으켜 내기가 쉽지는 않겠으나, 수련

이 어느 정도 궤도에 들어오기 시작하게 되면, 때로는 어느 관문혈처를 집중적으로 타통관통의 필요성이 대두될 때, 이러한 시간대를 이용하여 문제가 되는 그 관문혈처에 대하여, 집중적인 수련훈련으로 들어가기 시작하게 되면, 차츰차츰 그 효과를 인지하게 될 것으로 보고 있다.

chapter 3

축기과정^(동공 및 정공)

---

①

축기의 의의

축기란, 일반적으로 인식하고 있는바, 기를 모은다는 것으로 회자되고 있으나, 필자는, 이것을 인체 내 사지말단에서부터 내기의 흐름을 일으켜 내어, 각 인체조직 특히 장기의 흐름을 일으켜 내는, 즉 선천기 내기를 끌어내어 사지말단과 각각의 장기장부와 인체 전체의 연결을 목적으로 순환과 동시에 그것을 배양시켜 나가는 과정으로 이해하고 있다.

즉, 선천기 내기를 순환 · 배양시켜 나가는 것으로 이해하고 있다.

기술한 그대로 인체의 선천기 원기^(이하 내기로 용어를 통일함), 즉 내기를 일으켜, 장기조직들과 사지말단과의 흐름을 일으키고, 순차적으로 그 힘을 배양 증강시켜 나가기 위한 그 기초를 형성시킨다는 의미로도 볼 수가 있는 것이다.

그 세부적인 절차로서, 1차적으로 사지말단의 근육조직과 골격조직의 원활한 흐름을 일으켜 내기 위하여, 근육조직을 위주로 원활한 상태를 회복시켜 나가는 그것을 의미한다고 볼 수가 있는 것이다.

2차적으로는, 그러한 사지말단의 흐름을 미추 끝단부위에서 8방위로 그 흐름을 일으켜, 각각의 해당 장기에 그 흐름을 연결시키기 위하여, 복부내장의 각 조직들 역시 유연하게 이완시켜 그 흐름이 더욱 원활하게 만들기 위한 것으로, 결국은 기본적인 동공과 정공(타좌 정좌)이 필요하며, 때에 따라 입공, 와공이 모두 필요하게 되는 것이다.

그러나 일반적으로 그 주는 동공과 정공으로 대표되는 타좌이며, 타좌 정좌의 경우, 처음부터 무리하게 결가부좌는 요구되지 않으며, 단좌, 가부좌 등의 그 당시 무리가 되지 않는 어느 정도 편한 자세에서 그 숙련도에 따라 각각의 자세를 취하면 되는 것으로 판단하고 있다. 결국 요구되는 주요한 점은 사지와 장기조직들 간의 기의 흐름의 원활함에 있으며, 그것의 완성은 표부와 중부 및 심부와의 내기의 흐름의 연결에 있다고 보고 있다.

일차적으로 하단전 침술상의 관원부위와 미추 끝단부근에서 모아, 배양해 나가서, 그 배양된 힘으로 소기의 목적을 이루어내는 것이 최상의 방법으로 판단한다.

축기의 과정에서 어려운 점은, 일차적으로 사지말단의 근육을 충분히 이완시켜 내기의 흐름을 일으켜야 하고, 각각의 흐름의 연결을 위하여

어디를 어떻게 접합시켜 흐르게 할 것인지의 여부에 달려 있다고 보고
있다.

어떻게 필요한 각각의 장기와 연결시켜 그 흐름을 이끌어 내어야 하는
지의 그 목적 달성을 위하여, 그러한 각각의 내기의 연결을 시키기가 어
렵기 때문에, 그 모두를 통째로 연결시키기 위하여, 이러한 필요에 의하
여, 또한 다른 여러 가지의 목적도 있겠지만, 단식과 소량식사의 벽곡 등
의 방법이 나타나게 되지만 그 충분한 효과를 이끌어내기가 쉽지 않다는
것이 문제가 되는 것이다.

내기 흐름의 연결

표부에서 내부로 흐르게 하는 것으로서, 그림과 같이, 상지와 하지의
흐름을 일으켜, 상지 상단부의 집결처인 양쪽 어깨 주위에서 각각의 반
대쪽 편두로 흐르게 만들며, 중단부 협척 주위를 중심으로 안쪽으로 서
로 흐르게 만드는 데 주력하며, 하단부는 하지의 흐름이 골반 양옆에서
대맥주위까지 흐르면서 동시에, 안쪽으로 서로 연결되도록 하며, 또한
각각의 흐름이 인체의 표면으로 서로 통하게 하도록 하는 것도 주의를
기울이여야 한다. 그리하여 그림에서와 같은 흐름이 일어나게 하는 것
이 목적인 것이다.

심부의 흐름을 일으켜 심부에서 일차적 목적을 달성하는 것과 동시에

그 흐름이 표부로 나오도록 하는 것에 주목적이 있으나, 어느 시기까지
는 심부의 흐름이 일어나는 것에 주력하여야 한다.

첫째, 침술상의 인체의 임맥과 독맥의 타통과 둘째, 침술상의 인체의
충맥의 타통 셋째, 좌우 양 신장의 타통연결 넷째, 침술상의 경혈인 기충
부위가 타통되어, 하지로 연결되어 하지의 엄지(첫째)를 위시하여 발끝까

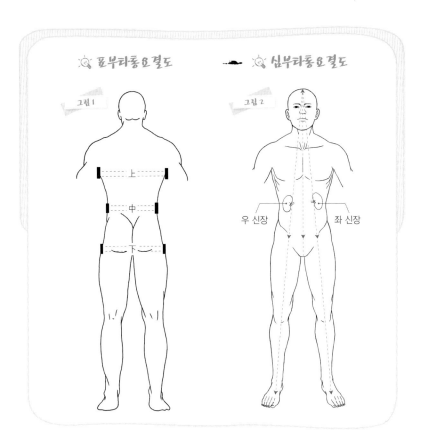

지, 내기의 흐름이 연결되도록 하는 데 주력하여야 한다.

이러한 목적의 달성을 위하여, 인체의 6대 관절인, 상지에서의 견관절, 주관절 및 수관절과 하지에서의 고관절, 슬관절, 족관절의 원활한 소통과 침술상의 회음장강, 즉 미추 끝단부위와, 침술상의 대추와 천돌로 대표되는 목(경추)의 원활한 소통이 필요하리라고 보고 있다.

이러한 이야기가 고서에 흔히 회자되는 육허(六虛)에 두루 통한다는, 결국 천지사방으로 두루 통한다는 그러한 비유적인 이야기로 등장하게 되는 것으로 판단하고 있다.

동공이란 무엇인가? **3**

동공의 의의(상지 및 하지의 내기 형성)

동공의 의미는 호흡과 동작을 연결하여 인체 내 원활한 기의 흐름을 일으켜 내기 위한 것이다. 특히 사지말단, 하지에서는 발목 이하 발가락 하나하나 충분히 부드럽게 풀어서 이완시켜야 하며, 상지에서는 손목 이하 손가락 하나하나 충분히 부드럽게 풀어서 이완시켜야 한다.

기타 다른 부분에서의 호흡동작은, 동작을 걸기 전 천천히 숨을 들이쉬고, 동작이 완전히 걸린 상태에서는, 숨을 멈추고, 조금의 시간 후에 동작을 풀면서 천천히 숨을 내쉬는 것을 원칙으로 한다.

처음에는 다소 불편할 것이나, 자기 자신들이 훈련해 나가는 과정에서 자연스럽게 체득되어질 것으로 보고 있다. 모든 동작들은 아주 천천히 시작하여, 호흡과 동작이 일치되고 나서부터는 조금씩 시간 속도 조절이 가능할 것이다. 그러한 시기의 도래는 수련자 본인이 자각하게 되는 시기가 자연스럽게 오게 될 것이다. 또한, 동작이 완전히 걸린 상태에서의, 숨을 멈춘 지(止)의 시간은 숨이 가빠진다거나 하는 무리가 걸리지 않는 상태이어야 한다.

동공의 주 관점

단전호흡을 위한 동공의 주관점 부위는 인체에 있어서, 첫째로 양쪽 손목에서 시작하여 양쪽 어깨로 흘러가서, 양쪽 어깨에서 머리의 측면으로 서로 엇갈리어 흘러나가는, 상지의 기의 흐름을 원활히 일으켜 내기 위한 동작으로서, 이것은 주로 어깨부위의 동작이 주가 될 것이며, 둘째로 협척(흉추 11~12) 주위에서 타통으로 대맥의 흐름을 유도해 내기 위한 동작, 이것은 주로 옆구리 운동의 동작이 주가 될 것이며, 셋째로 하단전(관원부위)과 미려계지의 타통을 위한 하복부의 각성을 위한 심부구심점 동작, 이것은 골반 운동의 동작이 주가 될 것이며, 넷째로 이 모든 동작을 원활히 끌어내기 위한 심장부 훈련 동작이 가장 관건이 될 것이다.

이것은 어깨 운동과 옆구리 운동의 동작에서 어느 정도 충족될 것

이나, 다음에 기술하는 외행호흡에서 많은 이해가 가능할 것으로 보고
있다.

>◦<

의념(意念)의 훈련 및 운용

의념의 운용훈련은, 실체적인 기의 흐름을 이끌어내기 위하여 정공 및
동공의 훈련 및 수련시 운용하는 것을 원칙으로 하여, 그 목적은 실체적
인 기의 흐름을 빠르게 끌어내는 것을 목적으로 한다. 이러한 의념운용
이 실패작으로 끝나는 것은, 인체 기혈의 대체적인 흐름을 제대로 이해
하지 못한 것으로 판단한다.

따라서, 실제적인 동공의 훈련 및 수련시 본서에 기술된 대체적인 기
의 흐름을 인지하고 수련훈련에 임하기 바라며, 의념주천의 수련은 가능
한 한 그 횟수와 시간은 적당한 시간으로 절제하여, 실제적인 기의 흐름
이 일어나는 데 주력하고, 어느 정도 수련이 진행되는 와중에서는 그러
한 의념 자체를 잊어버리고 수련에 임하기 바란다. 단, 정공의 수련으로
들어가서는 초기에는 의념으로 운용에 들어가서는 정공이 진행되고 있
는 와중에는 이러한 의념 자체를 잊어버리고 자연스런 수련으로 들어가
기 바란다. 이러한 훈련·수련은 차후 기의 운용술에 도움이 될 것으로
판단한다.

그러나 결국에는 이 모든 운용이 의념만으로도 실체적으로 일어나야

한다는 것을 염두에 두어야 할 것이다. 이러한 수련훈련이 자연스럽게 각인될 때, 그 수련 성취도는 빠르게 일어날 것으로 판단하고 있다.

주요 동공의 훈련방법

⊕ 상단전 추동

··· 1

정좌 또는 단좌하여, 양쪽 어깨가 숨을 들이쉬었다고 생각하며, 한껏 숨을 들이쉬었다가, 그 들이쉰 숨이 어깨에서 반대편 머리와 반대편 어깨쪽으로 또한 손목쪽으로 흘러간다고 생각하며 하는 방법이다.

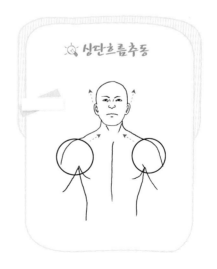

척추를 중심으로, 교대로 좌측 또는 우측으로 몸을 비틀면서 원위치로 돌아오는 것이다. 이 때의 손의 각도는 돌아들어가는 한쪽 손은 그 장심(손바닥)이 반대쪽 장골 앞쪽부위로, 돌아나가는 손은 손등(장심이 아님)이 반대쪽 골반장골 주위나 그쪽 엉덩이 근처까지만 가도 되므로 너무 무리

상단흐름추동

할 필요는 없다. 이때 목은 앞쪽 팔이 돌아가는 방향으로 따라 들어가다가, 숙달되면 목은 제자리 정면으로 두어도 좋으며, 주요한 것은 양 쪽 어깨 쪽으로 충분한 흡이 이루어지고 그 흐름이 제대로 일어나는 등의 이러한 사항들을 머릿속으로 상상하여 가면서 천천히 정확히 하는 것이다.

부연하여 설명하면, 처음에는 좌측 어깨측으로 숨을 충분히 들이쉬면서 자세는 우측으로 돌아 들어간다. 동작이 완전히 걸릴 때 숨은 충분히 좌측 어깨에 들어와 있는 상태에서, 그 숨이 좌측 어깨에서 목을 경유하여 우측 편두로 흘러가고, 그 우측 편두에서 두정부 쪽으로 횡으로 흘러 좌측 편두로 흐르며, 그 좌측 편두에서 목을 경유하여 우측 상지 팔로 내려가는 것이다. 이렇게 몇 번 훈련 후 반대의 경로로 훈련하는 것이 좋다.

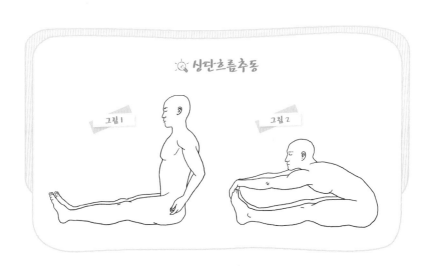

상단흐름추동

그림1   그림2

···▶ 2

이 방법은 하지의 흐름을 끌어내는 방법으로도 사용할 수 있는 것
으로, 운용하기에 따라 상단 추동에도 응용할 수가 있기에 간단히 소개
한다.

그림 1처럼 앉아서 숨을 양쪽 어깨 쪽으로 충분히 들이쉰 그 상태에서
그림 2처럼 상체를 구부리며, 들이쉰 그 숨이 양쪽 어깨에서 각각 반대
편 두정부 측면으로 흘려들어가는 생각으로 완전히 상체를 구부리는 것
이다. 이때의 팔은 무리하게 양쪽 발가락을 잡을 필요는 없으며 자연스
럽게 하지 쪽으로 내려가도록 하는 것이다.

이 방법 역시 동작을 걸면서 충분한 흡이 이뤄진다. 동작이 완전히 걸
린 후엔 잠시 동작을 멈추고, 동작을 풀면서 원 위치로 돌아올 때 천천히
숨을 내쉰다.

···▶ 3

반좌 또는 정좌하여, 위에서 언급한 방법과는 다르게, 호흡으로만 하
는 방법이다. 숨을 들이쉬는 방법이, 코로 숨을 들이쉬어 인당을 지나 머
리를 지나, 척추를 타고 회음으로 돌아, 다시 코로 돌아오는 방법이며,
코로 돌아왔을 때 가볍게 내쉬는 것이다.

이때의 손의 자세는 양쪽 어깨를 서로 엇갈리어 가볍게 감싸는 형태이
거나, 하단전 앞이나 배꼽^(제중) 앞에 가볍게 포개는 상태로 하는 것을 권
한다.

이것은 상당히 숙련을 요구하는바, 처음에는 조금씩 훈련하기 바란다. 그 호흡에 내기가 실려 있다고 상상을 하면서 하는 방법이나, 처음에는 어려울 것으로 단지 호흡만으로도 코와 머리와 척추를 깨끗이 세척하는 효과를 가져와 수련에 좋은 영향을 일으키게 된다.

이 방법을 제시하는 근본적인 이유는, 인체는 두정부에서, 즉 안면에서는 코 자체가 안면에 있어서 그 중심부에 자리잡아 그 코를 중심으로 하여 위쪽으로는 눈과 아래쪽으로는 입, 즉 구강에 맞닿아 있고, 그 옆으로는 귀쪽으로도 연결되어 있는 등으로 뇌의 기저부와도 연결이 되는 것으로 수련 중 감각하고 있으며, 또한 코를 중심으로 하여 일어나는 호흡이 인체의 깊숙한 부위와도 연결이 되어 내기의 유도 흐름에 큰 역할을 하고 있는 것으로 자각하고 있기 때문이다.

수련훈련 초기부터 이 방법은 필요 없거나, 그 효과가 나타나지는 않을 것으로 보고 있으나, 수련이 어느 단계에 들어가서부터는 조금씩 훈련하여 나가는 과정에서 자연히 그 효과를 자각하게 될 것으로 보고 있다.

하단전 추동

하단전과 미려계지의 타통훈련으로서, 인체를 척추와 그 주위조직을 중심으로 한 심부와 그 나머지를 표부로 나누어, 처음에는 반좌 또는 단좌로 자신이 편한 자세로 처음부터 무리하게 결가부좌는 할 필요가 없다.

그러한 상태에서, 심부에서의 호흡에 주력하는 것으로, 즉 내기를 끌어내고, 인체의 힘의 중심구심점을 찾아내고, 단기간에 상기의 목적달성을 위한 방법은 다음과 같다.

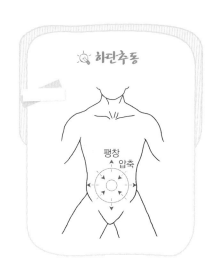

···→ 하복부 자체의 압력을 이용하는 방법

먼저 회음부 위 선골의 끝 미추부위에서, 척추의 좌우 직립 대근육 부위를 기점으로, 배꼽 밑 관원부위에서 미추의 끝단 부분까지를 한 부분으로 그 범위를 정하고 숨을 들이쉬면서, 그 숨이 그 부분까지 도달하면 그 부분을 압축하고, 그후 재차 그 부분을 팽창한다는 것이다. 그러나 처음부터 압축과 팽창을 동시에 하기에는 무리가 있으므로 다음에 기술하는 것과 같이 압축과 팽창을 각각 나누어 훈련 후 어느 경지에 들어가면 가능하

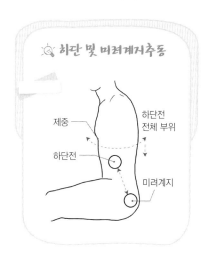

게 되는데 그때 동시에 시도하는 것이 좋을 것이다.

　처음에는 숨을 들이쉬어서 충분히 압축 후, 적당한 시간 후 천천히 내쉬는 것이다. 다음에는, 역으로 숨을 둘이쉰 후, 이번에는 그 부분을 팽창시키고 적당한 시간 후 천천히 내쉬는 것이다. 이때의 손의 자세는 하복부 그 구심점 앞에 가볍게 포개어 감싸는 형태를 취하는 것이 좋다.

　이것은 그 부분을 압축시킬 때와 팽창시킬 때 압력에 의한 밀도의 차이로, 그 부분부터 인접하는 조직 간의 소통이 활발하게 일어나게 만드는 그 기초를 만들어내는 목적이다. 처음부터는 무리가 될 수 있으니, 처음에는 10회 정도를 기본으로 하여 차츰차츰 연장 확대해 나가는 방법으로 하는게 좋을 것이다. 이 훈련으로, 인체의 구심점을 찾아내고, 자연스럽게 내기의 흐름이 하단전과 미려계지로 모여들어 하단전과 미려계지의 형성타통이 시작되는 것이다.

　이곳에서의 목적은 가능한 한, 하단전과 미려계지의 타통이 거의 동시에 일어날 수 있도록 한꺼번에 같이 훈련해 나가는 데 주 목적이 있는 것이다.

　단지, 주의해야 할 사항으로는 처음부터 무리한 고강도의 수련은 피해야 한다는 점이다. 하단전 추동의 경우를 볼 때 지나친 복압은 탈장 등의 위험성이 있으므로 더욱 주의해야 한다. 다른 방법들과 마찬가지로 처음에는 가벼운 스트레칭 정도에서부터 시작하여 조금씩 그 강도를 높여 나가는 것이 좋다. 어느 경우에서든지 몸에 무리가 가지 않도록 해야한다.

····› 유구(柔球)의 자세를 이용한 방법

이 방법은 간단하고 쉬우면서도 여러 가지로 응용이 가능한 방법으로서, 굳이 이 분야만이 아닌 여러 가지 변형된 자세나 형태로서, 여러 부류 분야에서 실제적으로 수련에 적용하고 있는 것으로 생각하고 있다.

1. 단좌 또는 편안한 자세로, 두 손 사이로 배구공 정도가 들어가는 크기로 가만히 감싸고, 하복부 하단전으로 호흡을 일으켜, 두 손 사이에 나타나는 감각을 나타나는 그대로 관조하는 것이다.

2. 단좌 또는 편안한 자세로, 두 손 사이에 배구공 정도가 들어가는 크기로 가만히 감싸고 있다는 정도로, 하복부의 하단전이 두 손과 연결되어 있다는 상상으로, 하복부 하단전으로 호흡을 끌어들이면서, 즉 숨을 들이쉬면서, 두 손을 그 숨과 연계시켜 천천히 펼쳐나가며, 완전히 들이쉰 상태하에서는, 일단 지(止)의 상태를 유지하고, 숨을 천천히 내쉬면서 동시에 두 손은 처음 상태로 서로 모여들고, 숨을 완전히 내쉰 상태하에서는, 다시 지(止)의 상태를 유지하는 것이다.

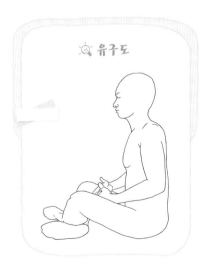

◎ 유구도

    이러한 동작을 손의 자세를 서로 바꾸어가면서, 즉 상하 좌우로 양손이 서로 대칭되는 상태하에서, 두 손의 위치를 이동시켜 가면서 하는 훈련이다. 그 원리는 기(氣)의 반발 흡입과 그로 인한 압력을 양손 및 체내로 유입시켜 구심점을 찾고, 기의 감각의 체득과, 기혈의 순환및 내기의 흐름을 일으켜 내는 데 있다. 이 방법은 그 원리가 뛰어나고 간단한 훈련방법으로서, 여러모로 응용이용이 큰 것으로, 수련훈련으로 자기 자신들이 그 효과를 인지하게 될 것으로 보고 있다.

✚ 중단전 추동

    반좌 또는 단좌하여, 회음부와 머리 백회가 함께 숨을 쉰다는 생각으로, 숨을 들이쉬면서 회음부와 백회부가 함께 들이쉬는 기분으로 들이쉰 후, 척추 전체를 신장시킬 수 있는 한도까지 직립·신장한다.

    그 상태하에서 척추를 중심으로 온몸을 좌우로 틀어버리는 것이다. 이때의 호흡은 일단 지(止)의 상태를 잠시 유지하여야 하며, 이때의 팔이나 손의 자세는, 돌아들어가는 손은 반대쪽 협척에 손으로 감싸듯이, 돌아나가는 손은

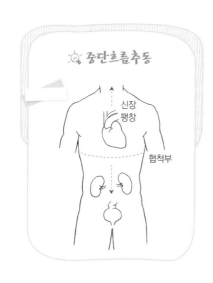

손등이 반대쪽 협척 주위로 가는 것이 좋다.

그러한 상태에서 잠시 지체 후, 숨을 내쉬면서 원위치로 돌아오는 것이다. 그러면 중간 부분이 텅 비어지는 식으로, 그에 따라 심장부위와 협척(흉추 11~12번 주위)까지 그 영향을 받아, 점차적인 훈련에 좋은 효과를 가져오게 된다.

이 훈련 역시 처음부터 한꺼번에 좌우를 비틀기 전에 일차적으로 한쪽 방향으로 비틀고 그 다음에 반대쪽으로 비틀어 몸에 무리가 되지 않는 점진적인 방법을 택하는 것이 좋을 것이다. 계속되는 수련으로 어느 정도의 경지에 들어가서는 흡-지-호의 한 호흡에 좌우로 틀어버려도 좋을 것이나 처음부터 몸에 무리가 되는 동작은 피할 것을 권한다.

이 역시 처음에는 무리가 될 수 있으므로, 호흡 및 비트는 것 등은 하단전 추동과 같은 방법으로 한다.

대맥추동

단좌하여 척추는 직립의 상태하에서 양쪽 골반 쪽으로 숨을 끌어당기어, 척추를 중심으로 좌우측으로 천천히 틀어버리는 것이다.

그것이 힘이 들면, 숨을 한쪽 방향으로 들이쉰 다음, 들이쉰 숨의 반대방향으로 척추를 중심으로 틀어버리는 것이며, 그 상태에서 일단 호흡은 멈춤의 상태를 유지하다가, 숨이 차면 서서히 숨을 풀어버리며 원위치로 돌아오는 것이다. 상기와 같은 요령으로 반대방향으로도 하는 것이다.

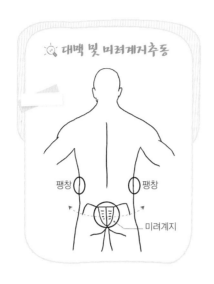

대맥 및 미려계지추동

팽창 팽창

미려계지

처음부터는 무리가 될 수 있으니 한쪽으로 트는 것부터 연습하되, 그 비트는 정도 역시 본인에게 무리가 되지 않는 범위로 천천히 그 비트는 각도를 조절하여 나가기 바란다.

그 비트는 최대각도는 두정부를 반듯이 한 상태에서 그쪽의 하악각이 그쪽의 어깨부위까지로, 그 당시 팔은 돌아들어가는 쪽의 손은 손바닥이 반대쪽 골반의 장골주위를 감싸듯이, 돌아나가는 손은 손등이 반대쪽 장골주위로 가는 것이 좋다.

횟수는 10회 정도부터 하여 천천히 그 횟수와 견딜 수 있는 만큼 시간을 연장하여 가면서 훈련에 임하는게 좋을 것이다.

이 훈련 역시 하단전과 미려계지 및 하지의 흐름을 거의 동시에 일으켜 내는 데 주 목적을 두고 있다.

🜂 하지흐름의 추동

그림 1처럼 두발을 적당한 간격으로 곧게 펴고 양쪽 골반 쪽으로 숨을 충분히 들이쉰 상태에서 숨을 멈춘 그 상태에서, 두 손으로 각각의 두발의 엄지발가락을 위시하여 전체 발가락을 잡으려 상체를 숙이는 그 상

이 밤에 대나무 피리 소리 들려온다

태하에서, 숨을 하지까지 밀어낸다는 생각으로 하지 쪽으로 밀어내면서 그림 2처럼 상체를 다리 쪽으로 바짝 붙이는 것이다. 참을 수 있는 만큼 참다가 서서히 숨을 내쉬면서 상체를 일으키는 것이다. 조금의 시차를 두고 호흡의 안정을 취한 후, 재차 이 방법으로 훈련에 임하면 된다.

그 당시에 두 무릎은 일직선으로 하여야 하고, 골반은 흔들림이 없어야 하며, 처음 시작할 때에는 상당한 무리가 예상되나, 처음부터 무리는 피하고 상기의 요령대로 천천히 정확한 동작에 의한 훈련이 더 주요한 것이다. 만약, 불편하면 두 발바닥을 평평한 벽면에 붙이고 서서히 연습하여도 된다. 중요한 것은 처음부터 무리를 하여서는 안 된다는 것이며, 하지의 근육을 풀고 발가락에 조금 힘을 주고 잡는 동작에서 발쪽의 흐름을 일으켜 내어 하지를 통하여, 그 흐름을 골반 쪽으로 끌고 들어오는데 그 주 목적이 있다.

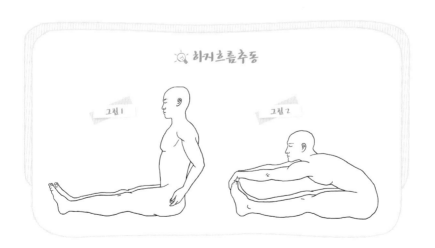

하지흐름추동

그림 1 그림 2

이로써 추동 훈련의 몇 가지를 기술하였으나, 어떠한 방법이든지, 처음부터 무리하지 말고, 가벼운 스트레칭 정도에서부터 시작하여 서서히 그 강도를 조금씩 높여 나가도 그 효과는 나타난다. 몸에 무리가 되지 않을 정도의 훈련을 해야 한다.

)⊙(

정공이란 무엇인가?

정공의 분류

좌식

정공의 대표적인 방법으로서, 앉아서 행하는 자세방법을 이야기하며, 타좌라고 하여, 결가부좌, 가부좌, 정좌, 단좌 등의 여러 가지가 있을 것이나, 필자는 편하게 시작하는 것으로, 특히나 처음부터 무리한 결가부좌는 바람직하지 않다고 보고 있다. 편한 자세로 수련하여 차츰차츰 몸에 익숙해지는 순서에 따라, 마지막에는 결가부좌까지도 좋겠지만, 구태여 무리한 결가부좌는 피하는 것을 권하고자 한다.

이곳에서 필자는 주로 이 좌식을 중심으로 기술하오니 참고하기 바란다.

필자가 추천하는 수련자세는, 초기에는 유구(柔球)의 자세 그리고 계속되는 훈련수련으로 어느 정도의 근육이 이완되어 온몸이 유연해지는 등으로 어느 정도 숙련이 되고나서는, 그때그때 편안한 적합한 자세를 유지하였다.

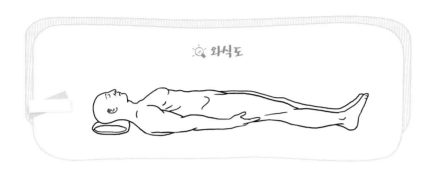

와식도

···› 와식

누워서 하는 것으로 특히 취침 전 짧은 시간이라도 편안한 자세로, 취침의 경우에는 그리 높지 않은 배개를 베거나, 취침이 아닌 경우에는 배개 없이도 무방하다. 두 손을 하단전 부근에 가만히 모으거나 또는 양측면에 편안히 둔 상태하에서, 모든 의식은 하복부 하단전 주위에 둔 채, 천천히 편안한 심호흡으로 훈련하다가, 취침이 아닌 상태라면 가볍게 몸을 풀고 끝내고, 취침의 상태에서는 수면이 되면 그대로 수면을 취하는 것으로 가볍게 권하고자 한다.

···› 입식

그 자리에서 서서 하거나, 가볍게 걸으면서도 할 수가 있으나, 엄격히 이야기한다면, 양자를 구분하여 기술하여야 하나, 입식만으로 모든 게 끝나는게 아니기에 그 개요를 간단히 기술한다.

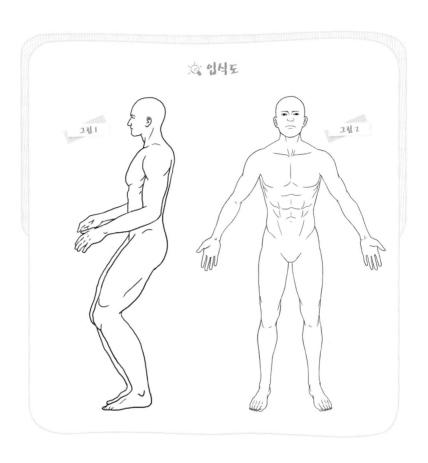

그림 1은 보통 이야기하는 참장의 기본자세를 간단히 예시하였으나, 참장의 기본적 개념은 하지 하복부 하단전의 강화에 있으며, 자세의 주요점은 다음과 같다.

1) 무릎을 굽혔을 때, 그 무릎의 끝이 발끝을 넘어가지 않게 한다.

2) 코끝과 배꼽(제중)이 일직선이 되어 지면과 수직이 된다.

3) 따라서 인체 내부적으로는 회음혈과 백회혈 역시 수직이 되게 한다.

4) 허리와 고관절은 이완의 상태하에서, 의념을 두지 않고, 정확한 자세의 유지에 주안을 두며, 이 역시 무리하지 않고, 자연호흡으로 편안하고 가볍게 행하는 것을 원칙으로 한다.

숙련에 따라서, 그 자세를 조금씩 낮추어 들어가서 본인에게 가장 적합한 자세가 나타나면 그 자세에 따라 훈련을 행하는 것을 원칙으로 한다.

그림 2에 나타난 그대로 보통의 자세 그대로 한다.

1) 양발을 어깨너비로 벌리고, 양발의 끝은 편하게 대충 일직선 정도로 둔다.

2) 팔은 그림처럼, 자신의 그때그때 상황에 따라, 양쪽 옆으로 편안히 내린 자세로 둔다.

3) 온몸의 힘을 뺀 편안한 자세에서 의념은 인체 하복부에 둔다.

4) 천지자연의 기운과 자신의 호흡은, 모두 인체 하복부구심점을 중심으로 일어나고 있다는 생각으로, 편안한 자연호흡으로 훈련한다.

이러한 훈련방법은 숙달되면, 평소에 걷거나 급하지 않게 움직일 때, 일상생활에서도 이러한 훈련 아닌 훈련으로 습관화되면 어느 시기에 그 효과가 나타날 것이다.

정공의 실체

정공이란 과연 어떠한 의미이며, 어떻게 수련해 나가는지의 이야기를 시작한다. 정공이란, 정(靜)의 상태하에서, 기혈의 움직임을 배가증강시켜 장기장부의 기능을 향상시키는 것으로, 결국 겉으로 보기에는 가만히 좌정하여 있는 것으로 보이겠지만, 내부적으로 내기의 흐름이 활발히 일어난다는 것이다. 그러한 움직임을 일으키기 위하여, 정공에 들어오기 이전에 동공이 필요하게 되는 것이다.

정공의 기본자세

먼저, 동공(動功)으로, 온몸의 근육을 사지말단 부위부터 시작하여 온몸의 근육을 부드럽게 이완한 후, 구태여 결가부좌는 할 필요가 없이, 본인이 편안하게 할 수 있는 자세 정도로, 단지 중심이 잡혀 있을 정도로, 수련을 해나가는 과정에서 무리 없이 자연히 결가부좌로 들어갈 수 있기 때문에 처음부터 결가부좌는 고집할 필요가 없는 것이다(처음부터 무리한 결가부좌는 하지 기류의 형성에 지장을 초래하므로, 하지 기류(내기)가 형성되고 그 흐름이 미추 끝단으로 들어오기 까지는 무리한 결가부좌는 권하고 싶지 않다).

편안하나 안정된 자세로 정좌하여, 모든 생각 잡념은 버리고, 머리 자체를 텅 비게 만든 후, 척추는 직립, 목은 턱을 약간 앞으로 당겨, 허리 이하 골반까지는 약간 긴장, 흉부 쪽은 약간 이완된 상태로, 혀는 위로 말아 윗잇몸 천장에 가볍게 접촉된 상태로, 눈은 반폐 또는 전폐 상태로, 이 경우 눈이나 몸에 어떠한 힘이 가해지지 않은 채, 두 눈을 가볍게 감

이 방식대로 하면 이 형성된다

았다는 정도로, 두 손은 무릎 위 또는 가볍게 모아 아랫배 앞에 편안한 상태로, 또는 두 손으로 배구공 정도를 가만히 쥐고 있다는 유구(柔球) 자세로, 이 상태는 사찰의 경내에 안치되어 있는 안정적인 탑의 형상 그대로인 것이다.

⋯⋅ 정공의 실체적 운용

위 상태하에서, 먼저 두 눈을 감은 채, 심안(心眼)으로 내면의 초점을 이마 정중앙(인당) 쪽으로 가져와 무심히 바라본다는 정도로, 이곳은 뒷머리 침골 쪽의 반응이 이 부위에 나타나는 반응점으로서, 이곳의 반응을 일으켜 낸다는 취지이나, 처음에는 어떠한 반응도 나타나지 않을 것이나, 그렇게 계속하여 훈련하다 보면, 가까운 시일 내, 이마 쪽에 무언가 모를 둥근 다소 다른 빛을 띤 달무리, 해무리 같은 것이 나타날 것이다.

어쨌든 처음에는 나타나지 않을 것이나, 나타나든지 또는 나타나지 않든, 그렇게 잠시 2~3분 정도 바라본 후, 그것을 끌고, 코 끝으로 내려와 또 다시 그곳을 잠시 바라보기 시작한다. 이렇게 바라보기 시작하면, 어느새 이것이 흰구름 같은 안개 같은 형태로 나타나게 될 것이다.

이것 역시 상기와 같이, 처음에는 그렇게 나타나든 나타나지 않든 간에 2~3분 정도 바라본 후, 이번에는 아랫배, 하단전(관원) 주위로 의식의 초점을 맞추고 가만히 바라보면서, 조용히 호흡을 일으키기 시작하는 것이다.

들이쉬는 숨은 의식을 두고, 가볍게 숨을 끌고 본인이 끌고 들어갈 수 있는 한 길게 끌고 들어가서, 약간의 시간 동안, 그 장소에서 멈추는 지식 후, 이번에는 나가는 숨은 의식을 두지 않고 그게 자연스럽게 나가도록 그대로 놓아두는 것이다.

결국, 이곳에서 주요한 것은 이러한 상기 절차하에, 상지와 하지에서 하복부로 들어오는 그 주요 부위는 하단전 관원 부위의 통제에 따르는 미추 끝단으로 설정하여, 특히, 하지에서 올라오는 내기의 흐름에 주목하면서, 그 흐름이 쉽게는 감지되지 않을 것이나, 그 흐름을 감지하기 위하여 주시한다는 생각하에, 일반적인 단순한 숨쉬기가 아닌, 일반적 호흡(息)에 하지에서 올라오는 내기(內氣)의 흐름을 이끌어내어야 한다는 것이다.

이것을 필자는 상지와 하지기류의 형성, 특히 처음에는 하지기류 형성에 주안을 두는 것이다. 차츰 설명이 나오게 되겠지만, 일반적인 숨이 아닌, 내면의 흐름을 이끌어내는 것이 전 과정에 걸친 이 훈련의 요점인 것이다.

이러한 상태로 훈련을 해 나가다가, 어느 순간부터는 본인이 호흡훈련을 하고 있다는 생각 자체를 버리고, 그 상태 그대로(실제로는 호흡을 하면서) 내버려 두다시피, 그 흐름을 관조, 즉 바라보기만 하면 되는 것이다.

대략 위와 같은 방법으로 1회에 호흡훈련만 20~30분 정도 하면 되는 것이다. 이렇게 훈련을 해 나가다 보면, 훈련 중 기의 흐름이 일어, 구름 같은 흐름이 일어나기 시작하여, 그 흐름으로 어느 때는 다리가 없어지기도 하고 팔이 없어지기도 하고, 코 앞에 하얀 달무리 같은 흰 구름 같은 기운이 어리기 시작하며, 나중에는 온몸이, 즉 자기 자신이 없어진 다는 생각이 느낌이 나타나기 시작할 것이다.

이러한 상태로 들어가야만, 그게 아주 기초적인 기본적인 호흡훈련의 첫 걸음이 되는 것이다. 이러한 상태가 더욱 진전되어 어느 순간부터는 차원이 다른 세계가 나타나기 시작하며, 태초의 혼돈의 상황이 연출되는 경지로 들어가기 시작하는 것이다.

정공의 수련은 약 20~30분 정도로, 수련이 끝나는 시점에서 깊은 심호흡으로 내면의 안정을 취하고, 상지와 하지 등의 근육의 긴장을 풀고, 온몸을 이완 후 수련을 끝내도록 한다. 장시간의 긴 수련보다는 단기 집중적인 수련을 권한다.

그러한 상태의 진입과정에서, 체내의 노폐물로 대표되는 대변숙변과, 어느 기간 동안 복부 내의 가스 체외방출로 방구가 자주 나오고, 복부내장이 가볍고 편안해지고 심신이 가볍고 편안해지며, 점차로 식사량이 줄어들기 시작하고, 정신이 맑아지게 되는 것이다.

그 이후의 수련상황은 필자의 수련기에 대체적인 이야기가 나오기 시작하므로, 수련기에서 참조하면 될 것이다. 이러한 상태로 들어가는 것이 필자의 수련의 호흡관인 것이다.

이것이 필자의 단전호흡의 기본적인 모델인바, 실제적 호흡훈련에 있어서의 사전에 이해 숙지하여야 할 세부적인 사항 등은, 이하 모두 하나하나 설명할 것이다.

수시반청(收視返聽) 의수단전(意守丹田)

수시반청

수시반청이란, 내관법(內觀法)과 반청법(返聽法)을 이야기하는 것이다.

내관법

내관법이라 함은 시선을 거두어 안을 보게 하는 것으로, 모든 생각을 놓아버리고 망념이 일어나지 않도록 하는 것이 요점이다.

사람의 눈은 시선이 주어지면 의식도 같이 시선의 대상에 집착하게 된다. 이러한 원리를 역이용하여, 정좌 또는 반좌 등의 자신이 편한 자세로 반폐 또는 전폐의 상태에서, 내면의 눈, 심안으로 하단전(관원부위)을 응시하여 마치 단전 안의 모습이 보이는 것처럼 의식과 눈빛을 집중시킨다.

이러한 자세의 수련이 거듭되게 되면, 심안으로 지켜보는 그 부위의 감각이 나타나며 다른 잡념들은 사라지는 경지에 이르게 된다.

내면의 눈, 즉 심안이라는 마음의 눈의 중요성은 모든 흐름 동작에 있어서 심안으로 그 흐름을 주시하게 되면, 잠재적인 무의식 상태하에서, 자신도 모르는 사이에 그 흐름이나 동작이 활발하게 일어나 곧 그러한 내면 환경이 주어지게 된다는 것이다.

반청법

반청법은 청각을 신체 내부로 돌이키는 방법으로서, 마음을 가라앉힌

후 내관법과 마찬가지로 청력(聽力)을 하단전에 집중시킨다.

사람의 청각은 보통 때에는 외부에서 발생하는 모든 소리를 뇌(腦)로 전달한다. 청각을 통하여 들어온 음향은 곧 뇌에 전달되고, 뇌는 이 음향의 의미를 분석하려고 한다. 따라서 일단 청각 활동이 시작되면 분별 의식도 수반되기 때문에 이를 멈추지 않으면 끊임없이 일어나는 잡념 망상을 막을 수 없다.

바깥으로 향하는 청각작용을 안으로 돌이켜 단전에 집중시켜야 한다. 청각을 신체 내부로 집중시키는 훈련이 계속되어지면, 잡념은 점차 사라지기 시작한다. 내면의 청각 역시 심안과 마찬가지로, 마음으로 청각작용을 일으켜 나가면 그 효과가 바로 나타나게 되는 것이다.

결국, 이 모든 것을 일으켜 내는 것은 마음(심장)으로, 그 마음(심장)을 어느 상태로 적절히 사용하여 수련인 자기 자신들이 추구하는 그 작용을 어떻게 일으켜 내느냐는 그 차이로 보고 있다.

그 마음(심장)이 어느 상태하에서는 뇌를 자극하여, 지금까지는 과학적으로 완전히 밝혀지지는 않았다고 보고 있으나, 어떠한 통로나 어떠한 경유로 인한 것인지는 확실히 판단하여 객관적으로 밝혀내지는 못하겠으나, 이러한 사유작용으로 불가사의한 상태를 연출하게 되는 것은 사실인 것으로 판단하고 있다.

이 과정(수시반청)의 진입단계에서 나타나는 객관적인 증후들은, 하단전 하복부 주위에 새로운 기운이 형성되기 시작하며, 이러한 기운들을 마치 보는 것 같은 상태로 들어가며, 이렇게 새롭게 형성되는 그 기운으로 전 과정을 이끌어가는 기초 기반으로 하는 것이다.

의수단전(意守丹田)

수시반청의 내관법과 반청법에 의하여, 하복부를 바라보는 그 상태의 이야기로서, 무엇을 급히 이루겠다거나 무엇을 기대하는 그런 모든 생각을 버리고, 머릿속 모든 잡념 망상을 버린 그 상태에서, 하복부에서 일어나는 그 변화상태를 바라본다는 의미이다.

처음에는 약하게 호흡작용을 일으키지만, 상지와 하지에서 흘러들어오는 내기의 흐름을 편안히 의식을 집중하여 바라보는 그런 의미이다.

그러한 수련이 거듭되어 어느 경지에서는 하복부의 어느 일정한 지점에서부터, 마치 누구인가가 호흡작용을 일으키는 것 같은 감각이 나타날 것이며, 그 현상은, 수시반청으로 집중하는 그 부위조직이 스스로 호흡작용을 일으키고 있는 것으로, 그 호흡작용을 일으키는 그 대상 부위도 점차로 확장되어나가는 그런 경지가 오게 될 것이다.

이것이 의수단전의 의미이다.

심교사상 심안이란, 내면의 눈으로 주시한다는 생각으로 바라보는 것을 이야기하며, 처음부터 잘되지는 않을 것이나, 처음부터 그런 생각으로 수련훈련이 계속되면, 완전한 심안이 열리기 전이라도, 어느 순간부터 마음으로 집중하게 되면, 완전하지는 못하겠지만, 부분적으로나마 심안이 열리기 시작할 것이다.

선천 후천이란 무엇인가?

선천 후천이란, 간단히 이야기하여 인체에 비유하여 요약하면, 태아가 모체로부터 태어나는 그 시점에서 분류하는 것으로, 모체로부터 태어나기 이전의 상태를 선천, 태어나서부터는 후천이라고 요약하여 이야기할 수가 있다.

그렇다면, 모체에 있을 그 당시 생존을 위하여 사용하였던 그 모든 기운을 선천기라고 말할 수 있으며, 태어나서부터는 선천기와 후천기를 같이 사용하여 생활한다고 말할 수가 있는 것이다.

더 이상 구분하여 엄밀하게 이야기할 수도 있겠으나, 그것은 수련으로 자신들이 직접 확인할 수 있으므로 생략한다.

그렇다면 선천과 후천의 극단적인 차이는 그 호흡법에 있다고 볼 수가 있는 것으로, 그 제중(배꼽)호흡을 태식이라고 말하고 있는 것으로, 이 제중호흡을 도태니 성태니 태식호흡이니 복잡다난 거창하게 이야기하고 있으나, 태식이 일어난다는 것은 장기 조직 간의 본격적인 내기의 흐름이 일어나기 시작하였다는 것으로, 이 제중호흡이 일어난다는 것은 수련상의 그 파급효과가 크다는 그 정도로 인식한다.

활자시, 정자시, 일양시생, 문화호흡, 무화호흡이란 무엇인가?

⊹ 활자시 정자시 일양시생의 이야기

활자시와 정자시란, 원래의 의미는, 자오묘유의 시간대별 수련에 있어서, 활자시는 자시(子時)에 내기의 흐름이 활발히 일어나는 경우, 정자시는 오시(午時)에 내기의 흐름이 활발히 일어나는 경우를 이야기하는 것으로서, 그 의미는 그리 주요하다고 보고 있지 않다.

요약하여 간단히 이야기한다면, 그것은 결론적으로 내행호흡에 의한 내기의 흐름, 즉 내가진기의 흐름이 일어나거나, 일어나게 하기 좋은 조건으로의 시기를 이야기하는 것으로 보고 있다.

일양시생(一陽始生)이란, 하루를 12지지의 6음(六陰)6양(六陽)으로 나누어 보았을 때, 음이 다하고 양이 최초로 발생하는, 그래서 일양(一陽)이 생(生)한다는 정도로, 결국은 이것은 최초의 녀석이니 맑고 가볍고? 어쨌든 다른 시기들보다는 맑고 가볍고 좋다는 고상하게 이야기하여 수원이 맑고 청정하다는 그런 정도로, 활자시란, 그 필요한 그 힘이 도래하여 그 힘이 왔다는 그 시기의 신호?, 그것을 양물의 발기와 그 배양의 방법으로 일후니 이후니 이야기하는 것으로도 보고 있으나, 필자는 그러한 표현에 그리 큰 의미는 두지 않는다.

일양시생이니 활자시니 정자시니 하는 것은, 단(丹)의 형성을 위하여, 즉 그 가볍고 맑고 순한 순수한 선천기에 가까운 또는 그 선천기로 표현

164

되는 그 힘, 그 기운을 끌어내고 끌어낸 기운을 충분히 강하고 단단하고 많이 만들기 좋은 시간대라는 그런 의미 정도로 보고 있는 정도이다.

단(丹)의 형성을 위한, 아주 양질의 흔히 선천기라고 이야기하는, 그 양질의 아주 좋은 그 양기 열기 그 기운을 끌어내고 충분히 배양하고, 충분히 배양한 그 기운을 단도(丹道)로 통칭되는 척추 속으로 하여 머리 속 뇌해 뇌수로 끌어들이고, 복부는 복부대로 복부 내의 각 조직 간에 상호 연결 흐름을 일으키어, 그 흐름 그 기운을 암선을 통하여 두정부로 끌어올리어 쉽게 이야기하여 환정보뇌(還精補腦)의 목적을 이루기 좋은 시간대라는 그런 정도의 의미에 지나지 않는 것이다.

결국, 그 선천이라고 이야기하는 그 고양질의 양기를 어떻게 분별 선별하여 그 기운의 움직임이 감지될 때 그 기운을 성공적으로 잡아서 어느 일정한 장소에서 어떻게 배양하여, 척추로 보내기 위하여 미려계지를 열어서 그쪽으로 보내고 복부는 복부대로 성공적으로 정확한 노선으로 돌려 보내느냐는 이야기로 압축 요약될 것이다.

결국, 그 양기란 위로 떠오를 것이고, 고양질이니 아주 맑고 가벼울 것이며, 아주 따뜻하나 청량한 감을 형성할 것이며, 기타 등 그 특성이 나타날 것인바, 그 특성이 인체 내에서 나타날 때는 어떻게 감지될 것이며, 대충 그녀석이 인체 내 어디쯤에서 형성될 것인지의 여부를 사전에 인지 감지하고 그러한 특성이 나타날 때, 그 시기를 놓치지 말고 바로 잡아서 그 녀석이 좋아할 수 있는 복부 내의 적당한 위치로 끌어놓고 슬슬 그 힘을 키워나가야 할 것이다.

위치는 인체 특성상, 제중을 중심으로 한, 마치 복부 내의 무중력에 가까운 제중(배꼽) 근처 어디쯤이 될 것이나, 처음에는 대부분 제중(배꼽)이 아닌 제중보다는 조금 더 밑부분이 될 것으로 보고 있으며, 그 이유는 아직 하복부에서의 기의 흐름이 제대로 일어나게 훈련이 되지 않았기 때문인 것으로 보고 있다. 그 녀석의 특성상, 가볍고 약간 근질거릴 것이고, 무언가 위로 약간 올라가려고 할 것이며, 가벼우니 감지하기가 힘들 것이나, 미세하게 또 약간 무언가 다른 따뜻한 감이 나타날 것이고, 그 나타나는 위치가 대충 침술상 관원근처 어디쯤 될 것이며, 이러한 특성을 사전에 감지하고, 또 순수하기에 머리 속에 별 잡생각이 없을 때 잘 나타날 것이며, 그렇다면 본인 자신들이 가장 순수하게 있을 때를 가만히 생각해보면 대충 그 감이 올 것으로, 그러한 사전 정보를 갖고 그 기운을 잡아두고, 아직은 약하니까, 그 기운을 어떠한 방법으로라도 그 힘을 키워, 충분히 그 힘을 키우고 나면, 다음 단계는 미려계지를 관통타통, 어쨌든 열어서 척추 속으로 밀어 넣으면, 그 녀석은 맑고 가볍고 위로 떠오르는 성질을 갖고 있으므로, 자연히 척수를 타고 최후의 목적지인 머리 속으로 올라갈 것이라는 것, 복부는 척추와는 달리 복부 내에 있으니, 심부 깊은 속으로 올라가기가 다소 쉬울 것으로 판단한다.

삼라사정 결론적으로 이 주제와는 다소의 차이는 있겠지만, 이러한 이야기는 사전에 인식해 두는게 좋을 것 같아. 다소의 연관성이 인지되기에 조금 설명을 첨부하였다.
활자시나 정자시도 좋겠지만, 그러한 시간대보다는 피로하지 않은 상태에서 평소의 정확한 절차에 의한 훈련수련이 더 효과적일 것이다.

문화(文火) 무화(武火)란 무엇인가?

문화 무화호흡이란, 유위수련과 무위수련에 있어서, 호흡에 의한 내기의 흐름을 어떠한 방법으로 이끌어내느냐의 그 미세한 차이로 판단한다.

어느 정도 인위적인 방법으로 의념을 조금 강하게 사용하여 그 내기를 이끌어내는 것을 무화라고 보고 있고, 의념을 약하게, 거의 평상시의 수준에서 아주 미세하게 사용하여 그 내기를 이끌어내는 것을 문화라고 보고 있으며, 유위수련과 무위수련에 있어서 그 양자를 모두를 사용할 수 있으나, 무화는 유위수련에 있어서 주로 사용될 것이고, 문화는 무위수련에 있어서 주로 사용될 것으로 보고 있지만, 그 양자는 모든 수련에 있어서 그 사용빈도의 차이일 뿐, 그 양자는 모든 수련에 다함께 사용될 것으로 판단한다.

8. 외행(外行)호흡과 내행(內行)호흡

외행호흡

외행호흡이란 일반적으로 통상적인 구비호흡에 의한 호흡을 이야기한다. 일반적으로 폐의 연동작용에 의하여, 숨을 들이쉬고 폐에서 가스와 노폐물을 교환하여 체내에 흘러들어가는 그러한 호흡을 이야기하는 것이다.

일반적으로 알려진 바와 같이, 횡경막의 작용에 의하여, 그 압력의 차이로 인하여, 폐의 일반 대기의 흡입량이 달라지게 되고, 즉 증감이 가능하게 되며, 또한 그러한 횡경막의 활발한 움직임이, 관련 연관되어 있는, 각 관련 장기조직들에 진동작용을 일으키는 등으로 좋은 효과를 가져 온다는 것은 사실인 것이다. 따라서 단순한 횡경막의 큰 폭의 움직임으로 나타나는 심호흡 자체만으로도 좋다고 보고 있다.

참고사항 횡경막에 충분한 움직임에 따라, 어깨 쪽의 쇄골 쪽에 연결되어 있는 근육조직이 충분히 이완되어 그 위쪽으로 확장되는 효과와, 그 중간 늑골에 연결되어져 있는 근육이 충분히 이완되어 중간 부분이 팽창되는 효과, 그리고 횡경막의 각 하단이 충분히 이완되어 하부까지 팽창되는 효과가 제대로 일어나게 된다면, 그 자체로서 폐에 흡입되는 산소량은 엄청나게 많아질 것이며, 또한 그러한 각 조직들이 충분한 활동으로 관련되는 장기조직들에 큰 효과를 유발하게 되는 것으로, 그 자체만으로도, 당장의 심폐의 기능에 좋은 효과와 그 효과가 결과적으로 상단부분에 좋은 효과를 가져와 이곳에 기술하지 않은 많은 효과를 가져 오리라는 것은 기의 흐름을 아는 사람들로서는 누구나 인정하는 크나큰 효과를 유발하게 될 것이다.

✤ 내행호흡

내행호흡이란 일반적인 구비호흡이 아니라, 일반적 외행호흡에 내기의 흐름을 실어, 그 내기의 흐름을 점점 강화시켜 나아가, 궁극적으로는 호흡 자체가 내기의 흐름으로 변화되어 나아가는, 인체의 호흡작용이 사지말단과 체내 장기조직과 연결되어 있다고도 볼 수가 있는, 그러한 호흡을 이야기한다고 볼 수 있다.

처음에는 일반적인 외행호흡에 이러한 내기의 흐름을 실어, 즉 일반적인 호흡과 내면에서 일어나는 내기의 흐름을 감지하며, 흡(吸)·지(止)·호(呼)의 훈련에 의하여, 일반적인 자연호흡, 즉 외행호흡이 끊어지는 순간에 내면의 흐름이 일어나게 되는, 초기에는 이러한 인위적인 의도하에서 반복되는 훈련에 의하여, 외행호흡·내행호흡을 감각자각하고, 순차적으로 몸에 무리 없이 자연스레 길어지는 지식에 의하여, 점차적인 내기의 흐름이 강해지고 궁극적으로는 내기의 흐름만으로 유도시켜 나아가는 것이다.

중요한 것은 흡-지-호 이든 호-지-흡이든, 지(止)의 중요한 목적은 지의 길이가 주요한 것이 아니라, 순간적 지(止)의 시간 동안, 단전 부위의 그 지(止)의 정체된 조직세포에서부터 사지말단 간의 조직세포와, 또한 수련이 진전되어 감에 따라, 각 관문에서의 혈들에서, 그 혈들 조직세포 자체가 스스로 호흡을 일으키게 만든다는 데에 있는 것이다.

또한 그 당시의 호흡이란, 장기장부 간의 흐름으로서 흔히 선천기, 내가진기, 진기, 양기, 내기라고 표현하는 것으로 필자는 그것을 내기라고 간단히 요약하여 기술하는 것이며, 필자가 이곳에서 도처에서 기술하는 각 관문혈처들의 폭발이니 관통이니 타통이니 하는 의미가 바로 이러한 의미인 것이다.

꾸준한 수련으로 일단 지의 상태하에서 목적하는 부위의 혈들에서부터 조직세포들 스스로의 호흡작용이 일어나게 되면, 그때부터는 지(止)의 시간이나 지(止)에 구태여 집착하지 않는 자연스런 호흡으로 돌아간다는 것이다. 또한, 이곳에서 주요한 것은 대부분의 경우, 많은 수련자들이 내기의 흐름이 흡-지-호의 수련 또는 훈련의 경우에 한하여 일어나게 되는 것으로만 잘못 생각하고 있다는 것이다.

이러한 흡-지-호의 일련의 연속동작의 지에 의해서만이 아니라, 흡-지-호가 일어난 뒤, 다음의 흡-지-호가 일어나기까지의, 쉽게 이야기하여, 그 다음까지의 정지 시간에도 내기의 흐름이 일어날 수 있으며, 훈련에 의하여 실지로 일어나고 있다는 것이다.

숨을 쉬고 난 뒤 다음 숨이 일어나는 그 중간, 정지된 상황하에서도 내기의 흐름은 일어난다는 사실이다. 이러한 사실을 유념한다면, 구태여 흡-지-호이든 호-지-흡이든, 그 일련연속의 호흡법에만 집착할 필요가 없는 것이다.

이것은 정공뿐만 아니라, 동공이든 그 무엇이든 일상적인 생활 속에서도 충분히 이러한 훈련은 가능한 것으로, 이것으로서 무위수련의 경지에 도달한 사람들이, 구태여 수련하지 않아도 몸에 사고나 특별한 손상이 발생하지 않는 한, 그 공력이 쉽게 또는 크게 쇠퇴되지 않는 그 이유를 이해할 수가 있게 되는 것이다.

그러한 내기의 흐름은 어떠한 형태를 띠는가? 하는 마지막 문제가 대두되는 것이다.

일반적으로, 그러한 흐름이 하단전에서 미려계지(선추꼬리뼈 회음항문 약간 윗쪽 으로 인식)를 타고 척추 속으로 들어가서 머리로 오르는 것만 생각하기 쉬우나, 사실은 복부에서도 몇 가닥의 암선을 따라 위로 함께 상승한다는 것이다.

이 경우 복부에서 오르는 기운은 내기로서 하단전에서 추동되는 기운으로서 그 암선을 따라 흐르므로 상기증은 일어나지 않는다.

chapter 4
유위수련과 무위수련의 각종 현상·상태

1

유위수련 현상

축기 과정(형체의 기부터 끌어낸다)

축기의 과정이란, 이 공부에 있어서 그 기반 기초를 형성해내는 이야기로서, 육신(肉身)이라는 이 형체(形體)에 깔려 잠재해 있는 충만해 있는 그 기를 끌어내어 소기의 목적대로 원활하게 흐르게 만들기 위하여 먼저 이 육신의 각종 근육조직 등을 이완시켜 내는 것을 말한다고 볼 수가 있는 것이다.

결국, 육신이라는 이 형체에 단단히 결합되어 있는 기를 어느 정도 형체에서 분리시켜 원래의 흐름대로 돌려낸다고 볼 수 있는 것이다. 이것은 일차적으로 형화(形化)의 그 결합조직을 역으로 풀어버린다고 볼 수가 있을 것이다. 이러한 이치적인 이야기는 기화(氣化) 신화(神化) 역시 동일하다.

하단전의 형성

인체 내 하복부 관원 정도의 부위에서 형성되기 시작하며, 처음에는 주로 상지의 흐름과 복부의 흐름이 연결되는 감을 자각하게 될 것이며, 수련이 진전되어감에 따라, 다음으로는 미려계지 쪽의 움직임을 감지하게 되는, 하지의 흐름이 강하게 밀려들어오는 감을 자각하게 될 것이다.

하단전 형성의 처음 시작은 배꼽 밑 자신의 기준으로 3치 부위 흔히 이야기하는 침술상의 관원 정도의 부위에서 어느 정도 넓은 부위로 입체적으로 일정부위에서 형성되기 시작하며, 그 시기 전후로 호흡훈련시, 코에서 내려오는 흡의 흐름이 한 가닥만이 아닌, 중앙의 한 가닥과 좌우 한 가닥으로 합하여 3가닥의 흡의 흐름이 나타나기 시작하며, 나가는 호의 흐름도 범위가 확장되는 감각이 나타나게 된다. 곧 미려계지와의 연동작용을 감지하게 됨에 따라 그 부위가 상당히 넓고 크게 확장되어가는 것을, 본인이 자각하게 될 것이다.

하단전에서, 미려계지 및 방광 쪽과의 연결동작이 일어남을 자각하여야 제대로 하단전이 형성되었다고 볼 수가 있으며, 이하 기술하는 각각의 이야기와 동일하게, 구태여 이것을 감지하고자 하지 않아도, 자연히 자각되는 것으로, 대부분의 경우 이 하단전의 형성으로부터 이 수련에 본격적으로 진입하게 됨을 자각하게 될 것이다.

미려계지 진동작렬감

축기의 과정을, 중점으로 수련을 행하여 나아가는 과정에서 어느 일정한 시기에 자연히 미려계지[미추] 부위에서 진동작렬감이 나타나기 시작한다.

미려계지의 타통시에는 조그마한 한 부분이 열리는 것이 아니라, 그 부분 전체가 바로 뚫려버린다는 정도로 아주 크게 확대되어 나타나며, 그곳의 흐름이 아주 강력하게 자각될 것이다.

그와 동시에 골반 엉덩이 부분에서 약하지만, 팽창 확장 확대되는 압력감이 자각되기 시작한다. 그 시점에서 어느 정도 다시 수련이 진전되면, 수련 중 두정부에 태양이 형성되는 감으로 나타나기 시작한다.

> ☀**참고사항** 미려계지가 타통되기 시작하여, 더욱 수련이 진전되어 어느 시기에는 어느 정도 완전히 열리어 나가는 경우, 요가에서 이야기하는 물라드하라 차크라에 존재하면서 잠자고 있는 뱀을 깨워서 각각의 차크라를 관통하여 마지막 두정부의 사하스하라 대차크라로 올라간다는 그런 의미심장한 이야기가 이해가 가능할 것으로 보고 있다.

이 뜨거운 몸의 향연 속으로

이것은 미려계지가 어느 정도 완전히 타통되어 나갈 때, 그 나타나는 기의 흐름이 강력하여진다는 그런 의미로 보고 있으며, 또한 이 수련에 있어서, 하나의 전환점으로서 기폭제가 될 수 있는 방향으로 수련의 질적인 변화가 나타나기 시작할 것이다.

즉, 더욱 강력해진 기의 흐름이 미려계지에서 방광을 완전히 타통시키는 듯한, 따라서 지금까지와는 달라진 속도와 강도로 수련의 진전이 빠르게 일어나게 될 것이다.

이러한 변화 과정은 매회 지루할 정도의 긴 시간의 훈련수련보다는 거의 하루에 1회 정도라도, 가능한 한 매일 같이 짧은 시간일지라도 늦지만 차근차근 정확한 훈련수련으로 도달될 수 있을 것이며, 그러한 변화는 수련인 스스로 자연히 자각하게 될 것으로 보고 있다.

) ⚬ (

연정화기, 연기화신, 연신환허, 연허합도의 이야기

연정화기란, 정으로 이야기하는 형체가 굳어져 있는 그 상태에서 그 기를 끌어내어 정련된 정의 그 일정한 힘과 그 용량을 정련하여 기화시켜 나아가는 것을 이야기한다고 볼 수 있는 것이다.

연기화신이란, 연정화기를 통하여 기화된 일정한 그 힘, 그 용량의 그 기운을 고도로 정련하여, 신이라는 그 힘, 그 기운에 일치시켜 나가는 것으로 볼 수가 있는 것이다.

연신환허란, 인체에 잠재해 있는 성, 신의 기운을 각성으로 이끌어내고, 또한 상기 과정를 거쳐 형성된 그 기운과 합일시켜 그 강력하게 형성된 성, 신의 힘으로 태초의 혼돈기로 돌아가 그 근원을 찾아들어가는 것으로 볼 수 있는 것이다.

연허합도란, 연신환허의 연장선상의 이야기로 그 수련의 깊은 경지를 이야기한다고 볼 수 있는 것이다.

결론적으로, 그 각각의 이야기에서 많은 이야기가 도출될 수 있을 것이나, 그것은 그 수련자가 어떠한 각도로 바라보고 어떻게 서술하느냐의 차이로 보고 있다.

마음장상

상기의 과정을 거쳐 더욱 수련이 계속되어 진전되기 시작하면, 마음장상이라는 과정이 나타난다.

마음장상이란, 상지와 하지의 흐름과 복부내장의 흐름이 어느 정도 일치되어, 특히 하지를 위주로 한 흐름과 장기의 흐름이 어느 정도 강하게 연결되기 시작할 때, 그 흡인력으로 남자나 여자나 생식기가 다소 복부 쪽으로 밀려드는 현상을 이야기하며, 그 객관적인 징표는 그 생식기 주위, 즉 치골주위에 밀려들어간 기혈점 반응들이 나타나 있다.

그렇다고 하여 성기능이 되지 않거나 사라진 것은 아니며, 오히려 강하게 변하였음을 자각하게 될 것이며, 성욕에 대한 인식이 과거와는 달라진 차분한 감으로 느껴지기 시작하여, 예전과 달리 무절제한 성욕이 자제되는 것을 자각하게 된다.

명문의 기 형성

수련이 점점 깊어감에 따라, 일차적으로 우측신장이 먼저 활성화되어 열리기 시작하여, 즉 타통관통으로 하복부 우측 신장부근부터 뜨거운 기운이 나타나기 시작하나, 어느 한계에 달하면 좌측 신장이 활성화 되어,

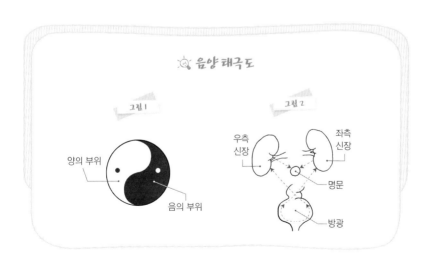

🌀 음양 태극도

그림 1

양의 부위

음의 부위

그림 2

우측 신장

좌측 신장

명문

방광

즉 타통관통으로 2개의 좌우 신장의 기운이 연결되어 곧 시원하고 청량한 기운이 감돌기 시작하며, 필자는 이것을 양신탕전(兩腎湯煎)으로 보고 있으며, 그 시점에서 명문(요추 2~3번 사이)의 기가 형성되기 시작한다.

이 시점에서 단(丹)이 형성되기 시작하며, 이 시기에 즈음하여, 복부와 가슴(주로 횡격막을 따라서)이 분리되어 움직이고 있다는 감각이 나타나게 나며, 방광과 좌우 신장의 기의 흐름이 연결되어 있다는 감각이 나타나게 될 것이다.

이러한 기의 흐름이 태극도의 음양의 기선과 그 흐름을 나타냄을 자각하게 될 것이다.

이 시점부터 수련은 어느 정도 본격적인 궤도에 들어서기 시작하였다고 볼 수가 있는 것으로, 필자는 이 시점을 이 공부의 최초 최대의 관문으로 판단하고 있다.

심장과 신장 타통, 태식 · 감리교구 · 소주천(소정로)

또한 이 시기 즈음하여, 복부 내의 기의 흐름이 일어나기 시작하며, 흔히 태식이라고 하는, 모태에서 태아가 숨을 쉬는 식의, 배꼽(제중)호흡이 일어나기 시작한다.

제중호흡이 일어나기 시작하
면 그 수련의 파급효과가 크다는
정도로 인식한다.

이렇게 형성된 명문의 기와 회
음장강부분에서, 8방위의 중심수
직에서 올라오는 기와 합하여, 또
한 좌우로 흘러드는 기의 흐름과
합하여 1차적으로 심장이 활성화
^(폭발, 타통. 또는 관통과 동일함)되어, 즉 타
통되어 신장과 심장이 타통관통
이 되는 소주천의 상태로 들어간다.

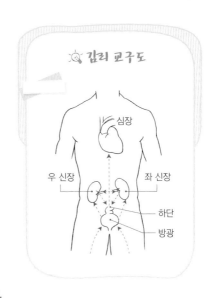

💧감리 교구도

심장

우 신장   좌 신장

하단

방광

이것이 이러한 류의 서적에서 이야기하는 신장의 감괘^(☵) 중의 일양^{(一}
^{陽)}을 취해 심장의 이괘^(☲) 중의 일음^(一陰)을 바꾸어, 리괘가 순양의 선천의
건괘^(乾卦)로 바뀌게 되면, 후천^(後天)으로부터 태초의 선천^(先天)으로 되돌아
가게 된다는 이야기인 것으로 보고 있다.

이것을 득약^(得藥)하여 선천의 성태^(聖胎) 혹은 영아^(嬰兒)를 맺었다는 식
으로 이야기하는 그것이다. 결국, 완전한 건체를 이루었다는 그런 이야
기로서, 이것을 감리교구 수화기제라고 하는 것으로 판단한다. 또한 본
인은 이 과정을 소주천^(小周天) 소정로^(小鼎爐)의 한 과정 중의 하나라고 판단
한다.

단도주천, 천하난추, 적사귀신

수련이 이 경지로 들어오기 시작하면, 이곳에 기술하지 않은 제법 많은 현상들이 나타나기 시작할 것이다.

단도주천은 미려계지를 통하여 척추의 중심을 타고 흐르는 기의 흐름이 나타나, 즉 단도(丹道)의 흐름이 나타나기 시작하는 것을 단도주천이라고 하며, 이때의 기의 흐름은 예리하고 아주 강하게 나타나기 시작한다.

단도의 주천이 일어나기 시작한다는 것은, 침술상으로는 임맥과 독맥, 충맥의 타통으로, 장차 수중포일의 일중으로 들어가는 길목이 되는 것으로 판단한다.

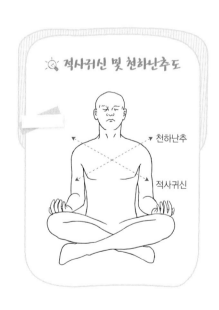

적사귀신 및 천하난추도

천하난추

적사귀신

수중포일에 의한 전신타통이란, 12정경과 기경8맥이 모두 열리게 되는 것을 이야기한다고 볼 수가 있는 것이다.

즉, 체내에 내기의 흐름이 더욱 강화되며, 하단전을 위주로 중단전 및 각각의 주요 부위의 혈들이 타통되기 시작하여 그 반응점이 복부 내의 일정 부위에 나타나기 시작한다.

천하난추와 적사귀신은 이러한 시기 즈음하여, 하복부 하단전에는 붉고 푸르고 흰 기의 운무가, 태초의 혼돈기에 가까운 상태하에서 그 힘이 충만되어, 하복부에서 심장의 어느 부위 조금 위까지는 그런 붉은색이 주를 이루는 것을 적사귀신, 그 반대로 머리 두정부를 중심으로 목아래 어느 부위까지는, 푸르고 흰색이 주를 이루는 그것을 천하난추라고 비유하여 이야기하며, 각각 독립적으로 나타나는 경우도 있겠지만, 어느 시기에는 수련 중 동시에 일어나는 경우가 많게 된다.

)◦(

간과 폐의 타통, 묘유주천(卯酉周天), 소주천(小周天)

이 시기에 즈음하여, 간과 폐가 동시에 타통되어, 곧이어 비장이 함께 타통되는 경지로 들어서게 된다.

간과 폐가 타통되면, 측면의 기의 통로가 완전히 열리게 되어 일차적으로, 하지에서부터 양쪽 어깨 겨드랑이 밑까지 하나의 흐름을 자각하게 될 것이며, 이것을 묘유주천으로 판단한다. 묘유주천 역시 소주천의 한 경로라고 보고 있다.

곧이어 비장의 타통으로 연결되게 되며, 물론 심장도 다시 새롭게 타통되는 동시 동작이 일어나게 된다. 그 결과로 황정타통과 연기화신의 성취로 나타나게 된다. 필자는 이 역시 소주천의 한 경로로 보고 있다.

. . .

따라서 필자가 바라보는 소주천은 ① 감리교구, ② 묘유주천, ③ 자오주천(임맥 독맥의 주천) 이상 3개의 주천경로를 모두 소주천으로 보고 있다.

소주천 비장(황정) 타통, 대주천

소주천과 대주천 그리고 황정(비장)의 타통이 무엇인지 본서에 기술되어 있는 것처럼 필자는 어떻게 판단하고 있는지 이곳에서 간단히 기술하고자 한다.

소주천(小周天)은 ① 감리교구, ② 묘유주천, ③ 자오주천(임맥 독맥의 주천) 이상 3개의 과정을 모두 소주천이라고 보고 있다.

첫째, 감리교구에 의하여 신장과 심장의 연결흐름이 일어나고 둘째, 묘유주천에 의하여 간과 폐의 연결흐름이 일어나서 측면의 기의 연결흐름이 일어나며 셋째, 자오주천에 의하여 임맥 독맥의 흐름의 일어나고, 비장(황정)의 타통에 의하여 인체의 내부적인 전체적인 연결흐름이 일어나며, 이로 인하여 명실상부한 인체 깊은 밑바닥인 침술상 회음장강에서 복부를 중심에서 관통하여 두정부로 흐르는 중심선이 나타나기 시작하는, 그 완성은 인체의 중심선과 천지의 중심선을 비교자각하게 되는 일중(一中)이라고 보고 있으며, 이 황정의 폭발에 의한 타통은 소주천에서 대주천으로 넘어가는 과도기적 한 과정으로 보고 있다.

대주천은 상기의 과정을 거친 후, 인체의 나머지 부분들이 모두 타통 연결되기 시작하여 피부모공 호흡을 비롯하여, 명실상부한 온몸 전체의 흐름이 연결된 상태를 뜻한다고 보고 있다.

) ⊙ (

각 단전의 유전(流轉)

하단전이 제대로 어느 정도 완전히 형성되기 시작하면서 나타나는 현상들로서, 침술상 관원부위를 중심으로 어느 폭으로 확장된 하단전이 제대로 형성되기 시작하면, 그 시기부터 단전호흡시, 인후에서부터 한 가닥 통로만이 아닌, 중심과 양쪽으로 처음에는 충맥의 통로를 따라서 양쪽으로 한 가닥씩, 그리고 옆으로도 그 범위가 어느 정도까지 확장되어 가는 감각이 나타나며, 합계 3개의 통로가 숨을 쉬는 것처럼, 그에 따라 하단전의 관원부위도 점점 넓어지고 확장되는 감이 나타나며, 그에 상응하여 양쪽 세 가닥의 호흡통로도 어느 한계까지, 본서에서 기술한 것처럼 관원부위를 기점으로, 하지기가의 기충 주위 부위까지, 종횡의 방향으로 심부의 구획이 나타나는 것처럼 점점 넓어지기 시작함을 자각하게 될 것이다.

일단 어느 정도 하단전이 제대로 완전히 형성되기 시작하면, 그때부터 가끔씩 하단전의 기운이 그대로 통째로 두정부로 오르고 두정부의, 즉 상단의 기운이 중단으로, 중단의 기운은 하단으로 내려오는, 어떻게 보면 상호 간의 기운의 자리바꿈 현상이 나타나기 시작할 것이며, 마지막에는 하단전 원래의 기운이 하단전에 안착하게 됨을 자각하게 될 것이다.

이러한 현상은 추후 각각의 단전이 제대로 형성되기 시작하면 그때마다 상당기간 나타나게 될 것이다.

산천초목이 춤춘다

이 시기에 즈음하여, 각각의 단전이 자리바꿈을 하는 시기 즈음에, 때때로 복부 내에서 장기가 뛰어노는 듯한 감각이 나타날 것이며, 속이 울렁거리며 몸이 부풀리는 듯한 이와 유사한 현상이 나타날 것이나, 불쾌감은 없을 것이며, 반대로 시야에 나타나는 물체들이 흔들리는 감각이 나타날 것이고, 숲과 나무초목들을 바라보았을 때 그들이 춤추는 것 같은 감을 받게 될 것이다.

이것은 필자의 판단으로는 체내 각각 장기조직들이 각성 활성화되어 자신들의 원래의 기능을 회복해 나가는 과정에서 제대로 자리를 잡는 좋은 현상으로 보고 있으며, 때에 따라 자발공 같은 현상이 나타날는지는 모르겠으나, 필자의 경우 자발공은 없었다.

그러나 곧 진정되면서 모든 것이 안정을 되찾곤 하였으며, 이러한 현상은 수련이 진전되어감에 따라 가끔씩 나타났다가 사라지고 하였으나, 불쾌감이나 나쁜 일은 없었다.

각 관문혈처, 타통의 징표?

과연 각 관문 주요 혈처들, 특히 각 단전이 완전히 타통되었음을 표현하는, 대표적인 이야기로서, 고서에 나타나는 구슬이란 무엇을 이야기하는가?

필자는 각 주요 관문혈처들과 각 단전들이 타통되기 시작할 때, 나타나는 현상의 일종으로서 그 부분이 각성 활성화되어 제대로 된 기운이 응집되기 시작하는 것으로서, 수련훈련시 내면의 눈으로 보았을 때 둥글게 각각의 상황에 따라 어느 정도 색상을 동반한 채 나타나는 현상으로서, 인체 외부적으로는 여러 곳에서 감지될 수도 있으나, 그 대표적인 현상으로서는 그 부위에 상응하는 등쪽으로 무언가 모를 압력감, 압박감을 느끼게 되며, 체내에 무언가 다른 기운이 새롭게 흐르기 시작함을 느끼게 될 것으로 보고 있다.

징표의 마지막 현상이 인당에 나타나는 단(丹)의 형상으로 보고 있으나, 이러한 각각의 현상은 인체 여러 곳에서 감지될 수가 있으며, 이러한 비유가, 어느 수준에서는 상대를 바라보기만 하여도, 그 사람의 수준을 가늠할 수 있는 경지로 자연스럽게 들어가게 된다.

이러한 분야만이 아니라, 어느 특정한 분야를 제외하고라도, 사람과 사람의 사이에서 그 사람을 읽어낼 수 있는 사람은 많으며, 무술인의 경우, 대면의 순간에 상대의 기량을 가늠할 수 있다는 이야기 역시 이와 일맥상통한다고 보고 있다.

마음장상과 대약육경

필자가 바라보는 마음장상과 대약육경에 관하여 간략히 기술하고자 한다. 이것은 어디까지나 필자의 견해임을 밝혀두고자 한다.

첫째, 마음장상은 앞서 밝힌 바와 같이, 상지와 하지 특히 하지의 내기가 강하게 복부의 흐름과 일치되기 시작할 때 나타나는 현상으로 이해하며, 흔히 회자되는 대약육경은 다음과 같다.

1. 단전화치(丹田火熾) 2. 양신탕전(兩腎湯煎) 3. 안토금광(眼吐金光)
4. 이후풍생(耳後風生) 5. 뇌후취명(腦後鷲鳴) 6. 신용비축(身湧鼻縮)

이 모두, 수련이 깊어져서 무위수련으로 들어오기 직전이나, 들어오고 나서도 어느 시기까지 나타나는 현상으로, 즉 수중포일의 일중(一中)으로 들어오기 직전이나 들어와서도 어느 시기까지는 나타나는 현상으로서, 양신탕전과 안토금광은 다른 곳에서 설명한 것과 같이, 이러한 현상은 동시 다발로 나타날 수도 있을 것이고, 아니면 수련이 진전되어감에 따라 시차를 두고 나타날 수 있는 것으로 판단한다.

그 주 요인은 복부 내의 오장육부의 각 장기조직들이 완전히 열리어감에 따라, 그 해당되는 기의 흐름이 제자리를 찾아들어가는 현상에 의하여 인체에 나타나는 현상으로서 이후풍생과 뇌후취명, 신용비축은 두정부의 흐름이 제자리를 찾아들어가는 과정에서, 상당히 오랜기간 나타날 것으로 보고 있다.

단전화치는 수련이 본 궤도에 들어서서, 흔히 이야기되는 진양화의 불길이 진종자로서 하복부 하단전에 안착되었다는 것을 뜻하는 것으로 보고 있으며, 그 이외, 그 각각의 나타나는 개요는 음양오행요결표와 동일할 것이며, 그에 따른 냄새나 다른 현상들도 같이 수반될 것으로 보고 있다.

심안(心眼) 과 일월합벽(日月合璧)

수련이 더욱 진전되어 그 경지가 깊어감에 따라, 심장은 거듭하여 활성화되어 확장폭발을 거듭하며, 두정부로 오르는 기의 힘이 강화되는 어느 시점에서 두 눈과 심장의 기의 교감이 자주 일어나게 될 것이며, 그 기운은 두 눈 사이로 올라가 심안이 형성되는 감을 받으며, 이와 동시에 새롭고 강한 힘이, 두 눈의 측면으로부터 두 눈을 안쪽으로 강하게 연결 되는 감을 자각하게 될 것이다.

이것을 심안과 일월합벽으로 보고 있지만, 그렇다고 투시 같은 특별한 능력은 나타나지 않으며, 두 눈의 정중앙의 눈동자가 옻칠을 한 것처럼 검게 윤이 나는 감을 받게 될 것이다.

또한 고서에서 이야기하는 안토금광의 이야기처럼, 두 눈을 감았을 때, 내면적으로 두 눈의 안광을 자각하게 될 것이며, 이것을 안토금광으 로도 표현하였다고 보고 있으며, 두 눈의 사이에 새로운 안광이 형성되 는 것을 자각하게 될 것이다.

그 전에도 다소 그런 감을 자각하게 되었을 것이나. 그때부터는 밤하 늘 별에서 내려오는 기의 선을 보게 될 것이며, 하늘의 구름의 층차가 뚜렷하게 나타나 입체감 있게 보일 것이며, 인체를 바라보았을 때 기의 흐름이나, 자기 자신이나 타인의 인체가 입체적으로 보이기 시작하며, 다른 사물의 기의 음영이 뚜렷이 나타나 보이는 현상이 나타나게 될 것 이다.

이것을 심안이 열리는 현상으로 보고 있다.

작은 새^(주작) 두정부 태양

황정^(비장)의 타통이 일어난 이 시기에 즈음하여, 평소 두 눈에 나타나는 작은 새^(이하 주작이라고 표현함)가, 2~3마리 이상 나타나기 시작하고, 또한 그 음영도 상당히 진하게 나타나기 시작하며, 수련에 즈음하여, 주작의 테두리에 누런 고상하게 이야기하여, 자운광의 빛을 발하기 시작하며, 수련의 경지가 깊어지는 정도에 따라 수련 중 푸르스름한 색상으로 변화되기 시작할 것이다. 두정부의 태양 역시 3개로부터 시작하여 몇 개 이상으로 나타나기 시작한다.

그러나 다른 곳에서 간단히 기술한 그대로, 주작의 경우, 필자는 이러한 이야기를 다른 곳에서는 본 기억이 없으므로, 누구나 다 이런 현상이 나타날 것이라는 그러한 확신은 없으며, 그러나 두정부의 태양은 나타날 것이라고 보고 있다.

원신 출현

황정의 타통과 심장이 재차 타통폭발되기 시작하는 이 시기 어느 즈음에, 수련 중 양쪽 팔꿈치에서 무엇인가가 뒷머리 쪽으로 벗겨져 당겨 올라가는 느낌과 동시에, 척추 하단 미추 끝부분에서 무엇인가가 척추를 타고 뒷머리 쪽으로 몰려 올라와서 양쪽 팔꿈치에서 올라오는 기운과 합쳐져 백회 쪽으로 빠져 나가는 감각을 느끼며, 그 순간 주위 하늘가가 저녁노을처럼 작은 해파리들이 한껏 모여서 펼쳐져 있는 듯한, 하늘이 모두 저녁노을 빛으로 가득 차는 듯한 감각을 느끼다.

감았던 눈을 떠서 하늘을 쳐다보아도, 그 환상적인 저녁노을 광경이 상당히 오랫동안 펼쳐져 있었으며, 그 주위가 모두 본인에게 몰려드는 느낌이 일어났다.

수련을 끝낼 즈음에, 눈 앞으로 저녁노을 빛의 무리가 몰려들어와 인당 쪽으로 그대로 머릿속으로 들어오며 끝났다. 이것이 원신인지 자성인지 무엇인지는 필자도 단정 짓지 못한다.

그 뒤로 수련시 이와 비슷한 현상을 보이다가, 상당한 시기가 지난 뒤부터는, 전면으로 바로 나갔다가 바로 들어오는 광경이 연출되었으며, 어느 시기 뒤부터는 필자의 형태를 한 그림자가 나타났으나, 그 한참 뒤부터는, 기의 운무에 가려져서 형태의 분별도 힘들고 그러한 특기할 만한 감각도 없었다.

지금도 과연 이것이 무엇이었는지 필자도 모른다.

현빈(玄牝)과 곡신(谷神)불사(不死)의 영역

이 부분부터는 사실상 무위수련으로 넘어가 기술하여야 하나, 이해의 편의상 이곳에서 계속하여 기술한다.

단, 구궁팔괘와 가슴의 연꽃출현 부분은 무위수련에서 기타 부분과 함께 기술하도록 한다.

현빈

현빈이란 좌우 양 신장을 이야기하는 것으로서, 좌우 양쪽 신장의 흐름이 서로 연결되어 흐르기 시작하여, 수련이 점점 깊어져 간과 폐가 타통되는 그 시기에 즈음하여, 가슴과 복부와의 분리 움직임이 감지되기 시작하면서, 이때부터 현빈의 실체가 조금씩 드러나기 시작하여, 좌우 양 신장을 중심으로 복부의 열리어 들어가는 상황이 완전히 다른 양상으로 나타나기 시작하는 것으로서 좌우 양 신장을 중심으로 복부가 완전히 열리어 들어가면서 복부가 춤을 추는 듯한 양상이 전개되며 이때부터 수련이 새로운 국면으로 접어들어 그때까지의 자기 자신의 인식의 변화와 자연의 이치가 조금씩 드러나기 시작하게 될 것이다.

곡신불사

곡신불사란 현빈의 실체가 점점 드러나기 시작하는 이러한 시기에 즈

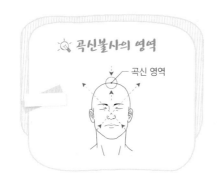

곡신불사의 영역

곡신 영역

음하여 점점 수련이 깊어짐에 따라 수련시 중앙을 기점으로 좌우 어깨부분부터 역삼각형으로 세 부분으로 갈라지면서, 백회를 중심으로 두정부 역시 그렇게 갈라지면서 하악각에서 좌우로 나누어지며 침골 위쪽으로부터 백회를 지나 신정의 앞부분까지 나누어지면서, 그 가운데 부분이 나타나며, 필자는 이 부분을 곡신(谷神)의 영역으로 판단한다.

그 중심은 니환궁으로 판단하며, 이 곡신의 영역에서 존상, 존신, 존사를 행하는 것으로, 이 부분이 사회에서 행하는 마인드 컨트롤 부분, 이미지 트레이닝 부분으로 판단한다.

연신환허의 진입 3단 통합운용

이 상태하에서 수련을 계속하여, 내면의 기운을 완전히 하나로 모아, 목을 지나 두정부 안쪽으로 들어가고 묘유주천의 힘으로는 바깥으로 돌아들어가면서 두정부를 완전히 타통시키면, 완전한 3단 통합운용으로 연신환허의 완전한 진입으로 들어가게 된다.

그 과정에서 단(丹)이 완전히 형성되었다는, 그 형상이 다른 곳에서 기술한 것처럼, 푸르스름한 태양과 주작(작은 새)이 인당에 뚜렷이 떠오르게 된다.

❷ 무위수련 현상

수중포일(守中包一)

3단전 통합운용으로 들어오게 되면, 인체 내 중심선이 자리 잡게 되고, 이것을 일중(一中)이라고 이야기하며, 항상 이것을 의식하며 지나게 되는 경지로, 이 단계에서 재차 신용비축, 코가 당겨들어가는 듯하고 코에서 두정부의 대뇌의 기저부와의 연결이 일어나는 듯한 현상 등의 현상이 일어나기 시작하여, 상당기간 지속될 것이며, 이 상태로 들어오는 이것을 고서에서는 수중포일이라고 비유하고 있는 것으로 보고 있다.

인체의 중심선과 천지의 중심선으로 비유한 것으로 판단하고 있다.

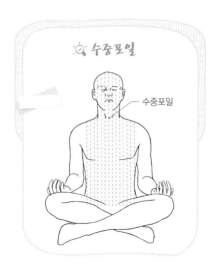

🔆 수중포일

수중포일

구멍 없는 피리를 불다^(무공저)

  3단전 통합운용으로 들어와, 쉽게 이야기하여, 회음에서 백회로 수직 방향으로 기의 흐름이 일어나기 시작하며, 이것을 가리켜 고서에서는 구멍 없는 피리를 분다고 비유로 이야기하였다고 보고 있다.

  이 상태에서부터는 전신의 혈들이 열리기 시작하여 전신의 호흡이 일어나기 시작하는 것을 자각할 것이다.

  전신의 여기저기가 다소 가려워지는 듯한 느낌이 동반될 것이며, 이후 풍생 뇌후취성으로 침골을 중심으로 주로 옆방향 또는 전방향으로도 가끔씩 나타나나, 다소의 취성이 상당기간 나타나게 될 것이다.

  단, 청력에 문제는 나타나지 않는다. 또한 수련시 두정부에 태양이 5개가 나타나기 시작하게 될 것이다.

줄 없는 거문고를 타다^(무현탄금)

  구멍 없는 피리를 분다는 수련에 더욱 전진되어, 두정부에 태양이 5개가 확실히 자리 잡게 되면, 이것을 오기조원(五氣朝元)·오기조광(五氣朝光)·오기오광(五氣五光)·양광5현(陽光五炫), 흔히 이야기하는 2·3·5의 음양 삼재 오행의 이야기로 보고 있다. 하복부로부터 수직방향으로 5개의 기의 흐름이 나타나게 되며, 종의 방향으로는 구멍 없는 피리가 될 것이고, 횡의 방향으로는 줄 없는 거문고가 될 것이며, 수련의 경지는 점차로 깊어지게 되고, 수련시 마치 허공계가 나타나는 것 같은 감을 받게 된다.

이것을 가리켜 고서에서는 줄 없는 거문고를 연주한다고 비유적으로 이야기하는 것으로 보고 있다.

구궁후천팔괘의 출현

수련이 이와 같은 상황으로 들어오기 시작하면, 어느 정도의 시기에, 인체가 종횡 방향으로 3가닥으로 완전히 분리가 일어나기 시작하며, 두정부 백회를 중심으로, 종의 방향으로 3개로 분리되고, 횡의 방향으로도 3개로 분리된다.

그와 동시에, 두정부는 침술상의 백회를 중심으로, 후정과 신정부위까지 그리고 양 편두부위로 하여 그대로 열리는 감각이 일어나게 되며, 안

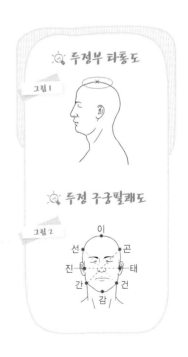

면에서는 코를 중심으로 8방위의 팔괘와 그에 상응하는 구궁이 출현하게 되며, 그러한 구궁팔괘가 그대로 복부로 내려와, 그 시기 이전부터 그러한 자각이 일어났을 것으로 판단되나, 제중(배꼽) 주위를 중궁으로 하여 8방위의 구궁팔괘가 확실하게 나타나며 각각의 움직임을 확연히 자각하게 될 것이다.

가슴의 연꽃 출현

이 시기부터 수련은 새로운 국면으로 접어들기 시작하며, 어느 정도의 수련이 진전되어 가는 어느 시기에, 심장이 새롭게 타통되어, 타통되기 전에 제법 많은 심장의 고통이 나타나게 되고, 심장에서 연꽃이 나타나게 되며, 그 연꽃은 중앙의 꽃망울과 대략적으로 2~3겹 정도의 연꽃이 출현하여, 침술상의 전중(膻中)을 중심으로 침술상의 거궐 및 화개 부위까지 연꽃의 형태로 자리 잡게 된다.

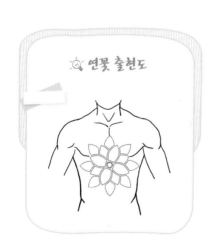

✿ 연꽃 출현도

그와 동시에, 이 시기에서부터 수련이 점점 깊어감에 따라, 배부(등) 쪽에서도 가슴에 상응하는 그

런 부위 정도로 원형정도의 감각으로 다소 압력감이 형성되어 가는 것을
자각하게 될 것이다.

　본서의 도처에 기술된 것처럼, 어느 관문혈처들도 모두 이와 같은 과
정을 거쳐, 즉 일순간 한 번의 타통으로 모든 게 완성되고 끝나는 것이
아니라, 시간을 두고, 점점 확장 확대 전진 또 전진되어 가는 양상으로
나타났음을 기술한다.

　이 정도의 수준으로 들어오게 되면, 비록 우리나라의 제도적 문제와
세태적 여건상 영업이 제대로 되지 않는 많은 어려움이야 있겠지만, 한
사람의 의료기공사로서 남들에게 뒤쳐지지는 않는다는 자부심을 갖게
될 것이다.

　구궁팔괘와 가슴의 연꽃 부분의 이해를 돕기 위하여 필자의 수련기편
에 간략히 기술 · 소개하겠다.

변(卞) · 각(角) · 원(圓)

　수련이 여기에 이르러 변 · 각 · 원의 의미가 체득되게 될 것이다.
　체내에서 4각이 나타나고, 다음 단계로 6각이 나타나며, 마지막으로
원형으로서 나타나게 된다.
　4각은 좌우 골반 장골에서부터 좌우 앞뒤로 4각형으로 나타나고, 6각

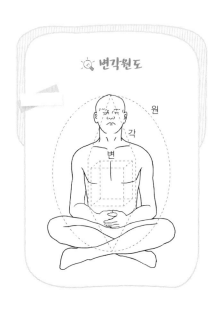

은 미추 끝단에서부터 좌우로 나누어져서 양쪽 어깨 쪽으로 하여 두정부 백회로 6각형을 이루며, 원형은 미추 끝단에서부터 두정부 백회로 하여 타원형으로 시작하여 원형으로, 이것은 인체가 좌우 상하 전후(측면)으로 완전히 열리어 가는 것으로, 마지막으로는 그 원형의 경계선마져 사라지게 되는 경지로 변하게 된다.

그러한 형태를 이루는 것은 체내 기의 흐름이며, 그에 따라 나타나는 기의 능력 정신적 영역의 변화가 다소 나타날 것이다. 필자는 종교적인 색채는 배제하므로, 그에 관한 세세한 이야기는 생략하며, 특기할 만한 신통력은 없다.

방광이 나타나는 구조적 원리

이 부분은 필자의 어느 정도까지의 추적결과를 기본으로 추단한 것이다. 구궁팔쾌와 가슴의 연꽃이 출현한 시기 이후에 기존의 오기조원의 오기오광, 정중의 1개와 하복부의 하지기가 부위의 기층에서 시작하여 두 눈으로 올라오는 각 1개씩과 하지기가 부위의 충문 옆쪽에서 하악각을 지나 두정부로 올라오는 각 1개씩 도합 5개의 태양과, 안면의 구궁팔쾌의 구궁과 목, 밑 양쪽 어깨 및 심장 부위의 연꽃에서 발하는 양광과 제중(배꼽) 주위 및 하단전 부위 및 기타 다른 부위에서 발하는 양광이 서로 연결되며, 또한 인체 내부가 밝아지는 현상 등으로, 그 당시 인체 내부와 외부가 어느 부위까지, 환하게 밝아지는 현상이 가끔씩 나타나게 되는 것을 몇 번 경험하였으며, 이러한 경우 수련자가 입고 있는 옷이나, 수련자가 수련하고 있는 야간의 주위환경과 대기영향 등으로, 밖으로 나타나는 현상이 아닐까 생각 추정한다.

필자는 생활상의 제반여건상 더 이상 심도 있는 수련으로 더 깊은 추적은 중단한 상태이니, 필자의 이러한 이야기를 바탕으로 관심 있는 분들의 심도 있는 추적수련을 기원한다.

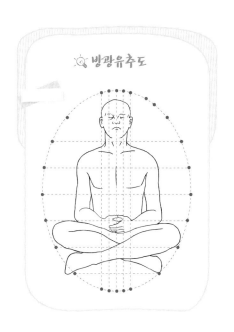
방광유추도

chapter 5
수련 입문 요체

이러한 수련은 이 과정을 거쳐 지나간 사람의 도움 없이 혼자서 독학으로, 단지 책만으로 어느 경지로의 진입은 상당히 힘들 것으로 판단한다.

이 수련의 과정에서 미리 알고 들어가야 하는 사항이 무엇인지, 그리고 어떠한 점을 조심하여야 하는지를 필자의 체득을 바탕으로 간략히 기술한다.

---

① 사전의 인지사항

형체(形體)를 분해하다

성명쌍수의 훈련에 있어서, 일차적으로 명(命)이라는 이 육신을 형성하고 있는 몸뚱이, 즉 형체(形體)에 깔려 있는 기(氣)를 끌어내어야 한다.

일차적으로 끌어내어야 하는 일차적 목표가 주로 하지의 흐름인 것이다. 하지의 기류가 형성되어 미추의 끝단부분으로 오르기 시작하여야 하는 것이다. 이러한 하지의 기류와 상지의 기류가, 함께 하단에서 최초에는 하단전 관원부위의 통제에 따라 형성되어 온몸으로 흐르기 시작하여야 한다는 것이다. 이것은 정(精)이라고 이야기하는, 형체에 단단히 고착되어 있는 육체적인 결합을 느슨히 하여, 육체를 꽉 조이고 있는 그 결합을 어느 정도 풀어서 온몸으로 잘 흐르게 만들어야 한다는 것이다.

그 결합조직을 풀어나가는 그 관문첩경이 상단전, 중단전 및 하단전 등의 추동이 되는 것으로, 그 각각의 주요처들은 앞서 기술한 바와 같다.

이 과정에서 나타나는 증상들이 마음장상, 황정폭발 등으로, 인체의 근육조직과 복부 내의 조직들과 각 장기들의 흐름이 원활히 일어나기 위하여 많은 고통이 따르게 된다.

형체분해(形體分骸)시 나타나는 현상

각 인체장기들이 어느 정도 사지말단과의 내기의 흐름이 연결되어 흐르기 시작하게 될 때에는, 각 인체장기들이 본인들이 알지 못하는 사이

받았던 손상을 회복하기 위하여, 상당기간 동안 또 다시 많은 괴로운 통증을 겪게 될 것이다.

그 대표적인 증상이, 비장경락이 제대로 열리어 들어가기 시작하면 근육이 떨리거나 뛴다거나 하는 증상이 나타나며, 간의 기혈이 제대로

☀ 음양오행표

오장(五臟)	간(肝)	심(心)	비(脾)	폐(肺)	신(腎)
자연의 기(氣)운	목(木)	불(火)	흙(土)	금속의 쇠(金)	물(水)
년중의 계절	봄(春)	여름(夏)	토용(土用), 전환기	가을(秋)	겨울(冬)
일중의 시기	새벽	아침	한낮	저녁	밤
음양 구분	음중, 양	양중, 양	음중, 지음	양중, 음	음중, 음
방위	동쪽	남쪽	중앙	서쪽	북쪽
인체의 정기(精氣)	혼(魂)	신(神)	의(意)	백(魄)	지(志)
인체중 역활	근건(筋腱)	혈(血)	비육(肥肉)	기(氣)	뼈(骨), 골수(骨髓)
인체 표출부(竅)	눈(目)	혀(舌)	입(口)	코(鼻)	귀(耳)
부정적 감정	분노감(怒)	조급, 성급, 폭력	걱정, 동정감	슬픔, 비애감	두려움
긍정적 감정	자가발전 주체성	쾌락, 창의력	열정, 집중력	정의감, 무욕감	고요하고, 부드러움
표출되는 색상	푸른색(靑)	붉은색(赤)	황색(黃)	흰색(白)	검은색(黑)
냄새	누르붙는 냄새(臊)	타는 냄새(焦)	향긋한 냄새(香)	비린 냄새(腥)	썩는 냄새(腐)
맛	신맛	쓴맛	단맛	맵고, 자극성	짠맛
인체 표출상	시각, 눈물	우울, 조급	노래소리, 목걸림	콧물, 기침, 가래	전율(慄)

열리어 들어가기 시작하면, 관절근육이나 인대 등이 수축이완이 되거나 다소 저리는 듯한 증상과 폐의 기혈이 제대로 돌기 시작하면 기가 제대로 돌아들어가기 시작하여 근육 등이 꾸물거리는 듯한 증상 등과 심장의 기혈이 제대로 돌기 시작하면 체내 혈액흐름이 일어나서 몸이 뛰는 듯한, 솟는 듯한 증상 등과 신장의 기혈이 제대로 돌기 시작하면 양물이 다소 발기하는 듯하고 때로는 뼈마디에서 맑은 소리가 나는 증상과 뼈마디마다 힘이 새롭게 차들어가는 듯한 증상, 한마디로, 즉 골기^(신장의 기)가 새롭게 형성되는 듯한 증상 등이 나타나기 시작한다.

그 과정에서 인체장기의 특성상 나타나는 간심비폐신의 오행의 특성상 냄새나 역겨움 등의 고통도 수반될 것이다.

결국 이것은 음양오행표에서 보는 것과 동일한 이야기로 판단하며, 다소 확장 전개하여 유추한다면, 마음장상이나 흔히 이야기하는 대약육경에 나타나는, 그런 이야기들도 이해가 가능할 것으로 판단하고 있다.

육신형체(肉身形體)를 재조립하다

마지막으로 머리 두정부의 흐름이 바로 잡혀 나갈 때, 또다시 상당기간 고통이 수반될 것이다.

소주천과 대주천은 각 단체마다 각각 다르게 표현하고 있는 것으로,

굳이 무엇이 옳다 잘못 되었다는 그런 생각은 없으며, 본인으로서는 감리교구 및 임독^(자오주천)타통, 묘유^(측면)타통까지를 소주천으로 보고 있으며, 이 모두가 타통되고 난 뒤 비장^(황정)의 타통으로, 그후 곧 심장이 재타통되어, 수중포일의 일중의 상태로 들어오는 경지를 대주천의 시작이라고 보고 있다.

이러한 대주천으로 들어와서 인체 모든 혈들이 타통되어 들어가는 것으로 보고 있다.

후유증이란 무엇인가?

상기의 각 장기조직과 각 근육, 관절들이 풀리어 나가는 과정 중에 나타나는 괴로움과 통증이 필자는 이러한 현상들을 이런 류의 책자들에서 강조하는 주의해야 할 사항으로 보고 있다. 또한 성명쌍수, 육신과 정신을 함께 단련시켜 나가면서 하는 수련에 귀신, 잡귀는 침범할 수 없다고 판단한다.

그러한 현상이 나타나는 것은 그 수련체계에 어느 정도 다소의 문제가 있거나, 아니면 수련인 자기 자신들이 무언가 수련에 문제가 있는 것으로 보고 있으며, 특별한 경우 어쩌면 그 사람 자신이 그러한 정신적 · 영적인 문제를 갖고 있다고 보고 있는 것이다.

수련의 심득(心得) 사항

인체 내기의 순환과 체득

이러한 수련의 그 첫 번째 목표는 내행호흡에 의한 내기의 순환이다. 즉, 인체 장기와 사지말단의 흐름을 일으켜 내고 그 다음 그 흐름이 온몸을 휘감아 도는 그 과정에서 그 힘을 배양시켜 나가는 것이다.

진정한 의미의 축기란, 인체 장기조직들과 사지말단 간의 순환을 일으켜 내어, 점차적으로 원초적인 그 생명력이라고 할 수 있는 그 힘을 배양시켜 온몸을 바꾸어나가는 그 기초를 만든다는 의미로 해석할 수가 있는 것이다.

또한, 인체의 내행호흡에 의한 내기의 흐름을 감지하여야 하는게 최초에 유의하여야 할 사항이며. 결국 이것은 육신이라는 이 형체의 결합조직이 어느 정도 느슨하게 풀어져야 가능한 것으로, 이러한 내기가 흐른다는 것은, 동양의학에서 이야기하는 "통하면 아프지 않고, 통하지 않으면 아프다."라는 말처럼 평소 본인 자신들이 통증이나 다른 이상을 느끼지는 못하였으나, 이상이 있는 부분에서 그 흐름에 지장이 나타날 때, 그 흐름이 좋아지기까지 어느 기간까지 상황에 따라 다르겠지만, 다소 상당한 고통이 수반될 것이다.

이러한 과정을 다소 단축시키기 위하여, 나무에 접촉하여 수련하거나 수목이 울창한 산이나 그런 곳에서의 수련이 도움이 될 것이다.

　그 이유는 오행상 목극토(木剋土)에 의한 토(土)라고 지칭되는 육신의 결합조직을 다소 느슨하게 풀어버리는 효과와 주간에 광합성 작용에 의한 나무와 인체 간의 노폐물의 교환원리이기 때문이다.

천지자연의 기감을 체득할 것

　자오묘유 시간대를 이용하거나, 그러한 시간적 여유가 되지 않으면 일출과 일몰시, 자연의 기운이 변화하는 그 시점에서, 천지자연의 기운을 체득하는 데 주력하여야 한다. 그 미묘한 차이를 체득하면 다른 이야기가 필요 없을 정도로 자기 자신이 수련의 이치원리를 터득하여 곧 깊은 경지로 진입이 가능하게 될 것이다.

사지말단의 내기흐름

　인체 내의 사지말단에서 내기의 흐름이 일어나는 것에 주력하여야 한다. 인체 내 상지의 하단부 손가락, 손목 등과 발의 하단부 발가락, 발목 등에서 기의 흐름이 일어나, 미추 끝단으로 흘러 들어가야 하는 것이다.

그 과정에서 내면의 심안으로 그 부위와 그 경로를 주시하는 것은, 본인이 자각하든 자각하지 않든 의념의 상승효과를 일으켜, 그러한 흐름을 일으켜 내는 데 많은 도움이 될 것이다. 이것이 선천기이다, 내기이다, 양기이다 라는 그런 인식 자체는 필요가 없다.

수련이 진전되기 시작하면 본인 스스로 알게 되는 것이다.

전체적 내부 타동

전체적인 내기 흐름의 연결처를 유의하여야 한다.

감리교구에 의하여 심부의 수직, 묘유(卯酉)에 의한 측면, 비장(황정)의 타통에의한 인체 심부(내부)를 타통연결시키고, 자오건곤(子午乾坤)에 의한 내외부의 타통연결이며, 각각의 내외부가 타통연결되었을 때, 나타나는 인체의 내외부 타통도를 다음의 그림으로 간단히 예시하였다.

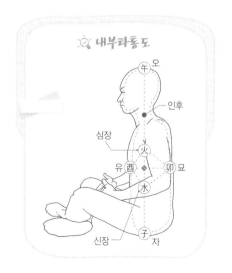

내부타통도

오 午
인후
심장 火
유 酉 卯 묘
水
신장 子 자

그림 중, 두정부를 타통시키기 위하여 하단과 중단의 모든 힘을 집중시켜 두정부로 올라가는 그 전초적인 승부처로서 목의 부분을 인후로 표기하였으나, 그것 역시 하지기가나 미려계지처럼 넓은 부위로서 침술상 대추혈, 천돌혈로 표현되는 이 부위가 두정부로 들어가는 최대의 관건이 될 것으로 보고 있다.

기초적인 수련훈련시, 상단·중단·하단의 기의 흐름 연결처가 상호 연결 타통되도록 평소의 수련훈련에 유의하여야 한다.

결국 그 주요처는 양쪽 겨드랑이 밑과 대맥으로 통칭되는 옆구리 부분, 하단의 양쪽 골반쪽이 될 것이나, 이곳들의 상호 연결흐름에 주의를 기울이는 것이 주요하다고 보고 있다.

결국, 기공을 침술상으로 이야기하면 다음과 같다.

1. 임맥과 독맥의 타통
2. 충맥의 타통(충맥의 타통이란, 하지기가의 기충혈부위가 타통되는 것으로, 충맥의 타통시 이 기충혈부위가 완전히 타통됨을 확인하여야 한다.)
3. 좌우 신장의 타통
4. 하지의 흐름 연결(충맥이 타통되면 하지 흐름이 연결된다고 하지만, 하지의 흐름을 완전히 확인해야 한다.)
5. 외부에서 각각의 연결흐름을 일으켜,
6. 내부와 외부에서 안팎으로 서로 연결 타통시켜 나가는 수련훈련으

로 보고 있으며,

7. 그 와중에서 동공과 정공의 수련훈련으로 정신적인 수련 역시 등한시 하지 말아야 한다는 것이다.

8. 그러한 과정으로 들어오게 되는 와중에 내부적으로 나타나는 이곳에 기술된 대표적인 각각의 기의 흐름을 거쳐 최종적으로 나타나게 되는 대표적인 기의 흐름도를 간단히 예시한다.

물론 자세히 이야기하면 더 세부적으로 나누어 생각할 수도 있겠으나, 필자가 판단하는 한, 이 정도의 상태로 도달하게 되면, 더 이상의 이야기는 필요가 없게 되는 것으로, 그 이후 수련의 진전에 따라 마지막으로 들어가게 되는 것으로, 수련인 자신들이 자각하게 될 것으로 판단한다.

그림 안의 1은 임맥과 독맥으로도 볼 수가 있겠

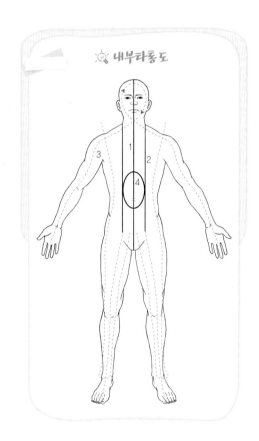

🌀 내부타통도

으나, 회음장강에서 머리의 백회로 이어지는 심부를 관통하는 일중(一中)
이며, 그림 안의 2는 침술상의 기충부위에서 침술상의 운문보다는 약간
쇄골 안쪽으로 이어지는 선으로 나타나며, 이 기충부위에서 하지의 중앙
선을 따라 내려가서 하지의 2지 3지 중간부위 부근으로 내려가서 발바
닥을 관통하여 발뒤꿈치를 따라 하지 후면의 중앙선을 따라 승부혈을 경
유하여 방광경의 제2선을 따라 흐르는 것으로 그림 안의 3은 양쪽 손목
에서 반대편 두정부를 서로 엇갈려 돌아서 반대쪽 손목으로 내려가는 선
으로서 이 흐름이 어깨 쪽으로 돌아서 겨드랑이를 돌아 내려가 인체의
측면을 따라 침술상의 족소양담경의 노선을 따라 하지의 측면으로 흘려
서 발을 측면으로 돌아서 하지의 안쪽을 돌아 회음장강 쪽으로 들어오
고 또한 반대쪽 측면으로 흘려 반대쪽 어깨 겨드랑이로 돌아 흐르는 측
면의 흐름을 관통하는 것을 나타내며, 그림 안의 4는 침술상의 거궐부위
에서 배꼽 밑의 기해부위까지 측면은 위경의 관문 태을부위 정도로 보고
있다.

그림으로 나타내지는 않았으나, 두정부의 흐름 역시 백회를 중심으로
각각 전후좌우 및 8방위로 나타나며, 결국은 이곳의 이야기 그대로 8방
위로 흐르고 있음을 자각하게 될 것이다.
이러한 과정을 거쳐, 논리체계에서 기술한 그대로 3개의 대표적인
기의 흐름이 나타나게 될 것이며, 그 3개의 흐름들이 각각 어떠한 용도
나 위력으로 사용하게 될 것인지는 수련인 스스로가 자각하게 되어, 스
스로 그 방향으로의 수련에 매진하게 될 것이다.

9. 그 과정에서 상식적인 지킴과 자제 절제는 필요한 것이며, 필자의 경우, 필자의 수련기를 참조하면 되겠지만, 매 회당 동공^(도인술 포함) 약 30분 정도, 정공 약 30분 정도로 합계 1시간 내외로, 1일 1~2회 정도로 아침에는 묘시^(卯時) 전후, 야간에는 상황을 보아가며 해시^(亥時)나 적당한 시간에 평소 생활에 별 지장이 없는 범위 내에서, 단지 매일의 2회와 시간을 늘리기보다는 가능한 한 아침의 수련은 빠뜨리지 않고, 집중과 이완으로 단기간에 집중적인 수련훈련으로 끝내었다.

어느 정도의 수련훈련이 진행되어감에 따라 생활상의 지켜야 할 사항들이 자연히 자각되며, 이러한 수련훈련을 위하여 인위적인 금욕이나, 가정을 버리고 산속으로 들어가거나 하는 등으로 세속과 결리될 필요는 없다고 보고 있다.

관문타통시 자각현상

각 관문 및 주요 혈들이 타통시 나타나는 자각현상으로는 그 해당 부위가 한없이 넓어지는 현상과, 그 부위에서 주로 12지지의 동물상들이 나타나기 시작할 것이며, 주요 부위에서는 사람이나 자신이 신봉하는 도인이나 부처의 형상 등으로 보여질 수도 있을 것이다.

또한 그 주위가 붉게 보이다가 나중에는 보라색으로 변하면서 전체적으로 퍼져나가는 경우가 많다.

그러한 각 관문 및 주요 혈처의 타통은 1회용으로 끝나는 것이 아니라, 일단 타통이 되었다 하더라도 상당기간 반복되는 수련훈련시 연속하여 그러한 현상이 나타나며, 그때마다 새롭게 확장 전진되어감을 자기 자신이 인지체득하게 될 것이다. 또한 그러한 객관적인 증상 이외에, 자기 자신이 내면의 기운의 흐름이 달라진다는 것을 자각하게 될 것이다.

수련의 입문 관문처

명문의 기의 형성과 미려계지의 타통, 좌우 양쪽 신장의 활성화 타통연결과 미려계지의 타통관통이, 이 수련공부의 처음이자 마지막이라고까지 이야기할 수가 있는 것이다.

그 타통연결이 언제 어느 시기에 일어날지는 모른다. 또한 수련인에 따라 일어나지 않게 될는지도 모른다. 그러한 타통연결이 일어나게 되면, 무엇보다 우선적으로 자기 자신이 스스로 자각하게 된다. 구태여 긴 말은 필요가 없는 것이다.

이 몸따로 하편 형성되다

발경의 준비완성

그러한 자각증상들을 앞에서 간단히 설명하였으며, 수련이 어느 경지로 들어오기 시작하는 시점에서부터, 앞의 자각증상과 함께 수련인 자신들이, 손가락과 발가락 등에서 평소와는 다른 기운이 나타나는 것을 감지할 수 있으며, 이것은 해당 장기조직들과 사지말단의 내기의 흐름이 연결되었다는 것을 의미하며, 그 각각의 해당 장기조직들과의 배당은 기존 나타나 있는 그것들과 거의 대동소이하다는 것을 이해하게 될 것이다.

또한 점진적인 수련훈련에 의하여, 그 기운을 자기 자신의 의지 의념대로 외부로 발출할 수 있는 경지로 도달할 수 있게 되는 것이다.

수련상태의 체표 발현

또한, 각 수련에 대한 성취 여부가 체표 외부로 나타나게 되고, 특히 두정부에 잘 나타나며, 두정부에 각각 특정부위가 융기, 함몰 또는 기의 응결상황 등이 잘 나타나게 되어, 이러한 수련공부의 성취자는 상대가 이야기하지 않아도, 그 상대의 수련경지를 꿰뚫어 볼 수가 있어야 한다.

필자의 수련 동기 및 제언

　이상과 같이 그간 기나긴 시간을 두고 비밀스럽게 그 비밀스러움을 넘어 신비스럽게 어떻게 보면 과장과 허황 황당함까지 야기될 정도로, 그러한 상태로 전해내려져 왔던, 그러나 그 과정은 중국 도가 도교의 각 문헌 중에서 어느 정도 객관적인 문헌을 통하여, 어느 정도 추적추정이 가능하게 되어 있는 상태하에서, 자신들의 실패의, 그 치부에 가까운 그런 사실들도 나타났던 그대로 전해져 내려왔던 것은 그 누구도 부인하지 못하는 사실이었다.

　그것을 과장 현혹시켜 전파하고 잘못된 길로 끌고 들어가는 일부의 이야기들이 잘못된 것이지, 필자는 중국 도가 도교 기공사에 나타난 그 선인(先人) 현인(賢人)들에 대하여 경외감을 갖고 있다.

　각설하고, 본서에 일관되게 흐르는, 태초의 그 영묘하고 신비한 영험스러움을 넘어 경외감을 일으키게 하는, 그 무엇을 어떻게 찾아들어갈 것인지, 필자는 요가나 다른 분야의 이야기들보다는, 역사적으로 우리와 인접하고 그 의미를 어느 정도 유추가 가능한, 중국 도가 도교 기공사에 나타난 그 문헌을 중심으로, 그것을 추적해 들어가는 수단으로서 침술을 기반으로, 그것을 기공사로서 의자로서 학자로서 사명감을 갖고, 논리객관적으로 파고 들어간, 이웃 중국과 일본의 저자들의 저서들을 기본으로 삼아, 선원생활시 해외취업선의 선박통신장으로서 생업을 유지해나가면서, 기나긴 시간을 두고, 고련고행으로 한 지평을 바라본 것이었다.

수련의 핵심적 요체는 어떻게 그 태초의 그 영묘한 그 기운을 찾아나
갈 것인가?

어떠한 방법으로 접근해갈 것인지? 단순한 그것이었다. 그리고 그 방
법을 논리체계에 따라, 인간인 나의 몸에서 찾아들어간 것에 불과 하다.

자의반 타의반으로, 이 나라 이 분야에 들어와, 회의와 좌절감으로 망
가져 들어가다가, 뒤늦게 한 가정의 가장으로서 처와 아이들에게, 왜 필
자가 이런 형극의 길로 들어서서, 그간 경제적인 고통을 감수감내하게
만들었는지, 처와 아이들에게 사죄 변명으로 이러한 이야기를 간략히 한
것에 불과하다.

이러한 분야에 들어와 10여년을 보내는 기간 동안, 그런 형극의 길에
서, 그래도 필자를 이해하고 도와주신, 케이알피에스주식회사 유복화
사장님과 탱크테크 주식회사 김진극 부사장님, 두산중공업의 품질관리
팀의 김정기님에게 본서를 빌어, 그들에게 감사의 말씀을 전하고자 하
며, 아울러 졸저의 출간을 허락하여 주신 한올출판사의 임순재 사장님과
최혜숙 실장님을 비롯한 한올출판사 여러분들에게도 감사의 뜻을 전하
고자 한다.

돌이켜 보건데, 이제 우리나라 이 땅의 여러분들도 이러한 분야에 대
한 인식은 바꿔야 할 것이다. 인간의 질병을 모두 현대의학적인 관점에
서 접근한다는 것은 다소의 한계가 있다.

또한 이러한 동양의학적인 사고관념, 자연철학적인 사고관념에서 출발기초한 동양의학적인 의학의술은, 국민의 의료의 질적인 안전, 체계적인 합법적인 교육 수료 운운 이전에, 그 관문을 특정 대학의 졸업자에게 한정제한시켜 둔 상태하에서, 어느 한 집단 한 부류의 신성불가침적인, 배타적인 전유물로 만들어서는 안 된다.

몇 천년을 두고 내려오는 고전의서의 벽을 넘어가지 못하면서, 자신들 이외에는 모두 사이비, 엉터리, 돌팔이들로 몰아들어가는, 또한 새로운 침술의 시도·사용에는 더욱 배타적인 그 논리는 수긍할 수 없으며, 일부에 그런 일들이 분명히 존재하고 있다고 하더라도, 어느 시대에나 그런 현상은 있는 것으로 그에 관하여는 일부 고서에도 나와 있는 사실로서, 그 모두를 그런 식으로 한꺼번에 매도비판한다는 것은 잘못된 것으로, 이에 대한 본인의 반박은 간단히, 무슨 헛소리가 그리도 많은지 이해할 수 없다는 것이다.

part 4
수련기

기공 1 1979년 3월 (수련의 시작)

동공(動功)으로, 온몸의 근육을 사지말단 부위부터 시작하여 온몸의 근육을 부드럽게 이완한 후, 자세는 편안하게 가부좌 정도로 단지 중심이 잡혀 있을 정도로, 편안하나 안정된 자세로 정좌하여, 모든 생각 잡념은 버리고, 머리 자체를 텅 비게 만든 후, 골반과 허리는 긴장직립, 흉추는 이완, 목은 턱을 약간 앞으로 당겨, 미추에서 두정부까지 직립되어 기의 소통에 걸림이 없이 좋은 상태를 유지하는 자세로 들어가다.

혀는 위로 말아 윗 잇몸 천장에 가볍게 접촉된 상태로, 두 눈은 반폐 또는 전폐 상태로, 두 눈을 가볍게 감았다는 정도로, 두 손은 무릎 위 또는 가볍게 모아 아랫배 앞에 편안한 상태로, 또는 두 손으로 배구공 정도를 가만히 쥐고 있다는 유구(柔球) 자세로, 처음 상태에서는 위의 유구 자세를 주로 취하였다.

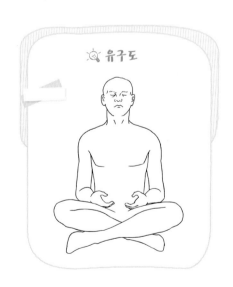

😊 유구도

그 이유는 유구 자세의 두 손에서 상호 간의 반발흡인력을 체내로 유도해내기 위하여, 또한 두 손에서부터 기의 감각을 끌어내기 위하여서였다.

이 상태는 유구 자세를 제외하고는 사찰의 경내에 안치되어 있는 탑의 형상 그대로인 것이다.

위 상태하에서, 먼저 두 눈을 감은채, 심안(心眼)으로 내면의 초점을 이마 정중앙(인당) 쪽으로 가져와 무심히 바라본다는 정도로, 이곳은 뒷머리 침골쪽의 반응이 이 부위에 나타나는 반응점으로서, 이곳의 반응을 일으켜 낸다는 취지이나 처음에는 어떠한 반응도 나타나지 않았다.

그렇게 잠시 2~3분 정도 관한 후, 그것을 끌고 코 끝으로 내려와 또다시 그곳을 잠시 바라보았다.

2~3분 정도 바라본 후, 이번에는 아랫배, 단전(관원) 주위로 의식의 초점을 맞추고 가만히 바라보면서, 조용히 호흡을 일으키기 시작하였다.

들이쉬는 숨은 의식을 두고 가볍게 숨을 끌고 본인이 끌고 들어갈 수 있는 한 길게 끌고 들어가서, 약간의 시간 동안 그 장소에서 멈추는 지식 후, 나가는 숨은 의식을 두지 않고 그게 자연스럽게 나가도록 상지와 하지에서 하복부로 들어오는, 특히 하지에서 올라오는 내기의 흐름에 주목하면서 그대로 놓아두었다.

그러나 그 흐름이 쉽게는 감지되지 않았다. 어느 정도 훈련 후, 자세를 풀었다. 몸 전체가 어느 정도 따뜻해지고 가벼워지는 것 같은 감을 받았다. 시간은 약 30분 정도 소요되었던 것 같았다.

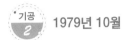

1979년 10월

동공(動功)을 끝내고, 잠시 쉬면서 호흡을 고르고, 단좌하여 정공으로 들어가다.

두 눈은 전폐 상태로, 두 눈을 가볍게 감았다는 정도로, 두 손은 유구(柔球) 자세로, 심안(心眼)으로 내면의 초점을 이마 정중앙(인당) 쪽으로 가져와 무심히 바라보았다.

그 순간 노랗고 불그스름한 해무리 같은 것이 나타났다. 신기하여 그렇게 잠시 관한 후, 그것을 끌고 코 끝으로 내려와 또 다시 그곳을 잠시 바라보았다.

어느 순간 코 앞에 하얀 달무리 같은 것이 걸려 있는 것을 인지하였다. 신기하였다. 어느 정도 제법 긴 시간을 그렇게 바라보았다.

이번에는 아랫배, 관원보다 조금 더 깊은 회음장강 쪽의 주위로 의식의 초점을 맞추고 가만히 바라보았다. 무언가 그쪽에서 근질거리는 것 같은 반응이 나타났다. 그 상태에서 조용히 호흡을 일으키기 시작하였다.

상지에서의 기류형성되는 감각이 나타나기 시작하였다. 그러나 하지에서의 기류형성 감각은 나타나지 않았다.

어느 정도 훈련 후 자세를 풀었다. 몸 전체의 감각은 예전과 비슷하였다.

시간은 약 30분정도 소요되었던 것 같았다.

삼라사상 이곳에서 이야기하는

1. 단좌의 자세는 격식을 떠나 편안하게 앉았을 때를 이야기하며, 한쪽의 발목을 반대편 무릎 밑쪽으로 조금만 가볍게 밀어넣고, 그 반대편 발은 그대로 당겨서 반대쪽 무릎 근처로 가볍게 접촉한 상태를 이야기한다.

2. 정좌는 그 상태에서 약간 안쪽으로 당겨서 그 나머지 발도 약간 무릎 밑쪽으로 가볍게 밀어넣은 상태를 이야기한다.

3. 두 손을 하단전 앞에 두는 경우에는 두 손을 가볍게 포개어 배꼽 밑 관원부위 정도에 가볍게 접촉시킨 상태로서, 수련을 처음 시작하는 초기의 경우에는 어느 시기까지는 남자의 경우에는 왼손바닥이 안쪽으로, 여자의 경우에는 오른손바닥이 안쪽으로 하여 두 손을 가볍게 포개어 하단전에 가볍게 접촉시키며, 수련이 어느 경지에 이르게 되면 자연히 그 차이를 인지하게 될 것이다. 이 경우 호흡수련시 두 손으로 인하여 하복부에 압력이 걸리지 않도록 한다.

1980년 2월 (하단전, 관원부위 형성)

동공(動功)을 끝내고, 잠시 쉬면서 호흡을 고르고, 단좌하여 정공으로 들어가다.

두 눈은 전폐 상태로, 두 눈을 가볍게 감았다는 정도로, 두 손은 유구(柔球) 자세로, 심안(心眼)으로 내면의 초점을 이마 정중앙(인당) 쪽으로 가져와 무심히 바라보았다. 인당 쪽의 달무리, 해무리 같은 것이 곧 나타나기 시작하였다. 그것을 끌고 코 끝으로 내려오자 빠르게 코 앞에 하얀 달무리가 나타났다. 이번에는 아랫배, 미추 끝단쪽으로 내려왔다. 무언가 그쪽에서 진동작렬감의 반응이 나타났다. 그 상태에서 조용히 호흡을 일으키기 시작하였다.

하단전의 흐름이 나타나기 시작하였다. 하단 관원부위에서 그 부위 스스로 호흡이 일어나고 있음을 자각하였다. 결국, 하단전이 형성되기 시작하였음을 자각하였다. 상지에서의 기류는 완전히 형성된 감각이 나타나기 시작하였다. 이제야, 하지에서의 기류형성 감각이 나타나기 시작하였다.

어느 정도 훈련 후 자세를 풀었다. 몸 전체의 감각은 예전과 다르게 무언가 가벼워지고, 누구인가가 뒤에서 앞으로 미는 것 같은 감각이 일어나기 시작하였다. 시간은 약 30분 정도 소요되었던 것 같았다.

 1980년 8월

동공(動功)을 끝내고, 잠시 쉬면서 호흡을 고르고, 단좌하여 정공으로 들어가다.

두 눈을 가볍게 감았다는 정도로, 두 손은 유구(柔球) 자세로, 심안(心眼)으로 내면의 초점을 이마 정중앙(인당) 쪽으로 가져와 무심히 바라보았다.

인당 쪽의 예전과 달리 다소 그 범위가 커진 것 같은 상태로 해무리가 곧 나타났다.

그것을 끌고 코 끝으로 내려오자 빠르게 코 앞에 그 역시 범위가 다소 커진 것 같은 상태로 하얀 달무리가 나타났다.

이번에는 모든 의식을 끌고 마치 심장이 하단으로 내려온 것 같은 감각으로 내려왔다. 또한 의식의 초점은 하지 발쪽으로 가져갔다.

하지의 기류의 형성이 강하게 나타나기 시작하였다. 또한 미추 끝단에서의 진동작렬감이 강하게 나타나기 시작하였다. 방광이 도는 것 같은 움직임이 감지되기 시작하였다.

상지에서의 기류는 완전히 형성된 감각이 나타나기 시작하였다. 그 상태에서 모든 흐름을 조용히 관조하기 시작하였다.

시간이 얼마나 흘렀는지 모르겠다. 어느 정도 훈련 후 자세를 풀었다. 골반 쪽의 팽창압력감이 느껴지기 시작하다. 몸 전체가 다소 붕붕 뜨는 듯한 감각, 골반 쪽의 영향인 것으로 판단되었다. 시간은 약 40분 소요되었던 것 같았다.

 1981년 2월

동공(動功)을 끝내고, 잠시 쉬면서 호흡을 고르고, 단좌하여 정공으로 들어가다. 두 눈을 가볍게 감았다는 정도로, 두 손은 가볍게 하단전 앞으로 포개어 두었다.

심안(心眼)으로 내면의 초점은 인당 쪽으로, 해무리가 곧 나타났다. 그것을 끌고 코 끝으로 내려오자 하얀 달무리가 곧 나타났다.

이번에는 모든 의식을 끌고 마치 심장이 하단으로 내려온 것 같은 감각으로 내려왔다.

하지의 기류의 형성이 강하게 나타나기 시작하였다. 또한 미추 끝단에서의 진동작렬감이 강하게 나타나기 시작하였다. 예전과 달리 하복부에서는 붉고 약간 푸르고 흰색으로 기의 운무가 피어오르기 시작하였다. 방광이 돌기 시작하고 하복부가 조금씩 뜨거워지기 시작하였다.

상하지에서의 기류는 완전히 형성된 감각으로 나타나기 시작하였다. 그 상태에서 모든 흐름을 조용히 관조하기 시작하였다.

시간이 얼마나 흘렀는지 모르겠다. 어느 정도 훈련 후 자세를 풀었다. 시간은 약 30분 소요되었던 것 같았다.

이 시기 즈음하여 단좌 평좌하여 두 손은 가볍게 하단전 앞이나 무릎 쪽으로 가져가는 자세를 취하였다.

1981년 6월 (미려계지의 타통)

이 시기 이전에, 부산 영도에서 살다가 구서동으로 이사를 하였다.

해외취업선의 생활 중, 2개월여의 휴가기간 중, 집 뒤의 야산에 올라가 혼자서 동공(動功)을 하고, 수련에 들어가는 경우가 많았다.

간단한 동공 후, 단좌하여 나무 밑에서 정공으로 들어가다.

두 눈을 가볍게 감았다는 정도로, 두 손은 가볍게 하단전 앞으로 포개어 두었다. 심안(心眼)으로 내면의 초점은 인당 쪽으로, 기의 덩어리가 곧 나타났다. 그것을 끌고 코 끝으로 내려오자 기의 운무가 하얀 달무리처럼 양쪽으로 나타났다.

이번에는 모든 의식을 끌고 마치 심장이 하단으로 내려온 것 같은 감각으로 내려왔다.

하지의 기류의 형성이 강하게 나타나기 시작하였다. 또한 미추 끝단에서의 진동작렬감이 강하게 나타나기 시작하였다. 예전과 달리 하복부에서는 붉고 약간 푸르고 흰색으로 기의 운무가 피어오르기 시작하였다. 방광이 돌기 시작하고 하복부가 조금씩 뜨거워지기 시작하였다.

상하지에서의 기류는 완전히 형성된 감각으로 나타나기 시작하였다. 그 상태에서 척추로 오르는 기의 흐름을 자각하기 시작하였다.

시간이 얼마나 흘렀는지 모르겠다. 어느 정도 훈련 후 자세를 풀었다. 시간은 그리 많이 소요되지는 않고 평상시대로 20~30분 정도 소요되었던 것 같다. 또한 이 시기 즈음하여 인체기가 조금씩 보이고, 밤에 별에서 내려오는 기의 흐름이 조금씩 보이기 시작하였다.

처음 침술과 기공을 접하고 이해가 되지 않아 팽개쳐 두었다가, 반신반의로 다시 시작한 수련이, 외국의 수련고서들을 발견하고 다시 시작한 침술과 기공수련, 이제는 침술과 기공에 어느 정도의 믿음을 갖기 시작하였다.

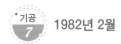

1982년 2월

간단한 동공으로 온몸을 풀어내고, 정좌하여 수련으로 들어가다.

오늘은 다소 배가 흔들리고 있다. 그래도 수련에는 별 지장은 없다. 방광이 돌고 그 흐름이 척추와 복부로 강하게 올라오기 시작하였다. 온통 붉고 흰 기의 운무가 펼쳐졌다. 이것이 혼돈기로 들어가는 길목인가, 나도 모른다. 갈 데까지 가보는 것이다. 온몸이 뜨거워져 곧 수련을 끝냈다.

1982년 5월 (마음장상)

똑같은 절차로 정좌하여 수련으로 들어가다.

방광이 돌아가고, 하지의 강한 흐름이 미추 쪽으로 밀려들었다. 그 순간 고환 쪽으로 통증을 동반한 강한 힘이 밀려 들어 오는 것을 감지하였다. 사타구니 전체가 하복부 복강 쪽으로 밀려 들어오는 것 같은 감각을 받았다.

이것이 마음장상인가? 어느 정도 그 기운이 정지되는 것 같은 시점에서 곧 수련을 끝냈다. 별 이상은 없고, 하복부 사타구니가 안쪽으로 밀려 들어와 있고, 별것도 아니다 라는 감을 받았다.

그 주위 쪽으로 기혈반응이 나타나 있음을 감지하였다.

기공 9 1982년 7월(명문의 기)

휴가로 집으로 돌아왔다. 조금 쉬다가 재차 수련으로 들어가다. 야산에 올라가, 간단한 체조로 온몸을 이완시키고, 나무 밑에 정좌하여 훈련으로 들어가다.

하단전 우측 신장 쪽이 뜨겁기 시작하였다. 그 강도가 예전과는 완전히 달랐다. 곧이어 좌측 신장이 타통되어 서늘하고 청량한 감각이 하복부에서 온몸으로 퍼져 나갔다. 곧이어 명문(요추 2-3)에서 기의 흐름이 일어남을 감지하였다. 명문 쪽이 한없이 커지며, 그곳으로부터 12지지의 동물상이 나타나기 시작하였다. 소, 말, 호랑이, 용, 뱀? 기타 등이 많이도 지나갔다.

어느 정도 지나간 후, 그곳을 중심으로 온몸에 보라색 물결이 흘러넘쳤다. 명문의 기가 형성되었음을 직감적으로 감지하였다.

어느 정도 시간이 지난 후 수련을 끝냈다. 이 시기 즈음하여 인체 기의 흐름이 확연히 나타났고, 구름의 층차가 확실히 나타났으며, 밤하늘 별에서 내려오는 기의 흐름을 확실히 감지하였다.

침술도 이제 어느 궤도에 들어온 것으로 판단하였다. 황제내경, 난경, 맥경 등의 이야기가 이해되기 시작하다. 결국은 음양오행과 삼재, 기혈의 흐름이었다는 것을 확실히 이해하기 시작하였다.

마음장상 이후 성기능 장애나 성불능 현상은 나타나지 않았고, 별 다른 이상은 없었다.

기공 10 · 1982년 9월 (감리교구)

이제 며칠 후면, 또 다시 배로 돌아가야 한다.

아침 겸 점심으로 끼니를 때우고, 간편한 옷차림으로 야산으로 올라갔다. 이 즈음, 눈으로 음양의 흐름이 보이고, 사람을 보았을 때, 그 기의 흐름과 기의 편중이 나타나기 시작하였다.

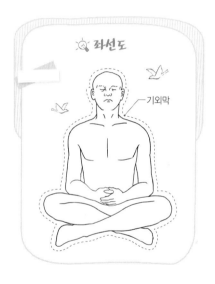

간단한 체조로 몸을 풀고, 단좌하여 행공으로 들어갔다. 기의 흐름이 강하게 나타났고, 심장쪽이 폭발되는 감을 느꼈다. 체내가 온통 붉고 푸른색으로 보라색으로 넘쳐 흘렀다. 신장의 기와 심장의 기가 하나로 관통되는 감리교구 수화기제가 일어났음을 자각하였다. 이것이 소주천이라는 것을 직감적으로 감지했다. 인당의 기운은 더욱 강하게 나타났고, 두 눈에는 작은 새가 나타나기 시작함을 감지하였다.

인체 외로 어느 정도 기의 막이 나타남을 감지하였다.

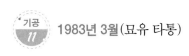

1983년 3월 (묘유 타통)

간단한 수련으로 들어가다.

체내가 온통 기의 운무로 뒤덮이며, 간과 폐가 측면으로 관통되면서, 골반을 중심으로 하지와 상지 겨드랑이까지 측면의 기가 완전히 타통됨을 느꼈다.

잠시후 수련을 끝냈다. 소요시간은 약 30여분 정도로 추산된다.

1983년 8월 (황정타통과 연기화신의 성취)

휴가로 집으로 돌아왔다.

하기사항은 본인이 다른 곳에서 이 부분을 설명해주는 과정에서 기술해두었던 것을 발췌·기술하여 수련기로 대치한다.

그간 어느 정도의 성취는 인지되나, 내가진기의 운용과정에서 가끔씩 그 흐름이 끊기는 무언가 부족함을 느끼며, 그 원인이 무엇인지 계속하여 고민에 빠졌다.

오늘은 그간의 지나간 과정을 다시 한번 반추하여 어디의 문제인지 찾아질것 같은 예감을 느끼다. 우선적으로 온몸의 상태를 간단한 동공으로 풀어내고, 정좌하여 운용으로 들어가다.

먼저 방광이 돌고 하단이 돌아가며 미려계지를 따라 들어가며, 복부는 복부대로 척추와 동시에 끓어오름을 느꼈다. 순서에 따라 두정부에 태양이 양광3현과 주작과 봉황이 날고, 청룡·백호가 나타나고, 현무의 작은 움직임을 느꼈다.

벌써 마음장상은 지나갔지만, 그러나 중앙의 황제는 무언가 힘이 약함을 느끼며, 그 원인이 무엇인지 회의감에 빠져 잠시 허탈감에 빠져든 그때, 좌측 흉추 6~8 주위가, 이상하게 근질거리며 이상한 감각을 느끼던 그곳에서, 무언가 터져 흐르는 듯한, 일순간 온몸에 흐르던 기의 흐름 청룡·백호·주작·봉황 등의 모든 움직임이 일순간 정지됨을 느끼는 그 순간 무언가 터져 흐르는 듯한, 체내가 노란색과 푸른색으로 흘러넘치는 듯한 감각으로, 그 부위가 심장의 반쯤에서 대략적으로 복부의 하완 수분 근처까지 한 덩어리로 퍼지며 엉겨드는 듯한 느낌을 받았다.

일순간 복부에서 학들이 나타나고 심폐에서 주작·봉황이 새롭게 나타나 두정부로 오르는 감각을 받았다. 이것이 황정^(비장) 폭발이라고 하는 것이구나 하는 것을 직감적으로 느꼈다.

어느 정도의 시간이 지난 후 수련을 끝냈다. 시간은 평소와 거의 비슷한 정도로 여겨졌다. 기타 자세한 사항은 기공수련체계에서 이 부분을 참조하면 된다.

• • •

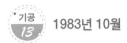 **1983년 10월**

평소에 날아다니는 작은 새들은 그대로 둔 채, 두 눈 앞에 인당 앞에 걸려 있는 푸른 기운과 인체막의 기운도 그대로 둔 채, 두정부에 떠 있는 태양도 그대로 둔 채, 잠시 심호흡으로 심신의 안정을 기하고, 수련으로 들어가기 시작하다.

먼저 하단이 돌고 곧이어 중단·상단으로 그 움직임이 나오기 시작하였다. 하단에서부터 피어오르는, 안쪽의 불그스름한 혈의 기운과 바깥층으로부터 희지만 푸르스름한 기의 운무가 나타나기보다는 피어오르기 시작하였다.

점점 그 기운이 강하게 나타나기 시작하며 어느 정도 장관을 연출하면서, 중단으로 올라오기 시작하여 안쪽의 층은 더욱 붉은 기운 혈의 기운이 강하게 그에 따라 바깥층, 즉 기의 층은 그에 동조되어 푸르스름한 기운에서 붉은 주황색의 빛을 띠면서, 심장을 통과하면서부터는 더욱 그 기운이 강하게 짙은 운무에 감싸여 오르며, 그 반대로 두정부 쪽에서는 오히려 푸르스름한 기운이 모여들기 시작하였다.

단도의 흐름이 더욱 뚜렷하게 나타나기 시작하며, 단도를 따라서 붉으나 푸르스름한 기의 흐름이 더욱 강하게 모여들다가, 마침내 두정부가 터져나가면서, 새로운 하늘이 펼쳐지고 새로운 태양이 떠오르며, 온몸이

3단전이 하나로 통합운용의 장으로 넘어갔다. 온통 불그스름한 기운, 푸르스름한 기운의 덩어리가 되어 안팎이 따로 없는 장관을 연출하며, 그 가운데 평소 인당 주위에 걸려 있는 기의 덩어리가 푸르스름한 기운을 띤 채. 작은 새는 제법 커진 주작 학의 형태를 띠고, 그 기운 가운데서 자기 마음대로 춤추고 놀고 있는 것 같은 감을 느끼며, 이 녀석이 그 기운을 끌고 단도^(척추)를 따라 돌고 복부를 따라 돌면서 기의 흐름을 주도하고 있는 형편으로, 이제는 구비호흡이나 백회·제중·미려계지의 호흡은 아예 듣지도 않고, 몸 안이 하나의 압력이 형성된 채로, 자기 마음대로 돌고 있는 상황으로 돌변하며, 어느 순간 온몸이 사라져버리는, 색즉시공의 상태로 들어가 버렸다.

추신 : 중단전을 넘어서 두정부로 들어가기 전, 이 부분만을 잘라서 본다면, 이것은 적사귀신이 될 것이며, 두정부 쪽만을 잘라서 본다면 이것이 천화난추로 볼 수 있는 것이다.

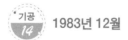 **1983년 12월**

조금씩 수련이 나태해지기 시작하였다.

이제 어느 정도 그 끝이 들어나는 것 같은 자만심에 빠져든 것 같기도 하고, 선원으로서 이것을 직업으로 할 일도 아닌데, 이렇게까지 수련에 집중할 필요가 있을까 라는 회의감도 들었다.

침술은 이제 어느 한 지평은 바라본 것 같다. 해외 남미에서 장기간 체류시 제법 많은 난치 고질들을 치료해준 것 같다. 침술과 기공으로 두들겨 거의 다 끝내버린 것 같다. 어쨌든 이왕지사 시작한 것 그 끝장은 내어야겠다는 생각이 들었다.

간단한 체조로 온몸을 이완시키고, 정좌하여 수련으로 들어가다.

오늘은 여느 때와 다르게 기의 흐름이 강하게 일어나고, 심장이 강하게 압박되면서 심장이 또 다시 폭발을 일으키고, 그 힘이 두정부 안쪽으로 치고 들어감을 느꼈다. 목에서 또 다시 8방위로 흘러들어감과 동시에 측면의 기가 강하게 두정부로 올라감을 느꼈다.

심장이 폭발하면서 가슴 쪽이 확 트인다 싶은 넓은 공간을 형성함을 자각하였다. 그 힘이 어느 정도 진정되고 나서 조금 후 수련을 끝냈다.

 1984년 3월(단(丹)의 출현)

이제 이 수련도 끝날 때가 되어가는 것 같은 감을 느꼈다.

인당에 어리는 단(丹)의 형상, 내기의 발출이 자유로워지고, 두 눈에는 작은 새들이 평화롭게 날고, 인체 주위의 기의 막은 더 강화되었다.

이제 어느 정도로 끝내어야 할 것 같다.

어느 정도의 휴식 후, 간단한 의념으로 온몸을 풀어버리고, 단좌하여 훈련으로 들어가다.

온몸에 강한 힘이 팽창되어 오르고, 두정부가 안쪽부터 열림을 감지하였다. 드디어 수중포일의 단계로 진입됨을 자각하였다.
어느 정도의 시간이 지난 후 수련을 끝냈다.

이 시기 이후, 조금 더 수련하다가 단이 확실히 형성되었음을 자각하고, 더 이상의 수련훈련은 하지 않고 방치하였다.

침술은 지평은 바라본 것으로, 기의 흐름의 이상으로 나타난 질병은, 침술로 표부와 심부의 흐름을 자극하고 기공으로 그 흐름을 흔들고 강화시켜, 대부분 치료해낼 수 있다는, 자만심 자부심의 상태에서 침술 공부도 끝냈다.
그 뒤부터, 배가 정박하는 또는 정박기간이 길어지는 경우, 해외 주로 남미나 미국, 스페인 등지의 외지인들 치료를 조금씩 해주다가, 그것마저 시들해져 그만두었다.

기공 16 2011년 3월 (자가치료수련의 시작)

그간 이 분야에 들어와 자포자기의 상태에서 온몸을 망가뜨리다가, 폐인이 되어가는 것을 자각하고 최근 자가치료수련으로 들어가서 옛날의 능력으로 돌아가기로 결정하였다.

자의반 타의반으로 한진해운을 사직하고, 약속했던 실업급여도 아예 없었던 거짓말로 치부해버리는 그 비열함을 목격하고, 1999년 3월자로, 사직처리해버리고 말았다.

2002년 3월부터 이 분야로 들어왔으나, 또다시 우리나라 선량하신 민중님들의 영악교활한 조롱과 비웃음이 이해가 되지 않았다.

기의 흐름의 이상으로 인하여, 제도권 의학으로 도저히 원인규명과 치료가 되지 않았던 자신들의 난치 불치성을 그 흐름을 정확히 읽어내어 얼마 되지 않는 시술비로 빠르게 치료해 내어 주어도, 왜 그렇게 사람을 무시하고 비웃는 것인지?

내가 잘못 생각한 것인가? 밀려드는 회의감과 좌절감에 술로써 세월을 보내다가, 40 이전에, 그간 내려오던 신비에 싸인 그 비밀을 꿰뚫고, 단(丹)을 이루었던 그 자부심으로, 다시 한번 침술과 남아 있는 내공을 동원하여 자가치료에 들어가기로 결심하였다.

서서히 온몸의 상태와 단의 상태를 확인하고, 치료의 순서를 결정하였다. 신장과 심장 쪽이 아주 많이 망가져 있고 폐 역시 상당히 손상을 받은 것을 확인하였다. 그 상태에서도 심안(心眼)이 작동하고 있었다는 것이 믿기지 않을 정도였다. 이 상태에서 과연 치료가 가능할까 다소 걱정스럽다. 그러나 해낼 것이다. 나를 비웃고 멸시한 그들 앞에 다시 한번 강하게 나타날 것을 다짐하였다.

두정부의 자침으로 근본적인 하지의 흐름부터 새롭게 정비하기로 결정하였다.

 2011년 5월 (우측 발목 부상)

금일 아침 5시 30분경 일어나, 간단히 씻고, 두 눈에 나는 새들도 그대로 두고, 인당에 어리는 단(丹)도 그대로 두고, 인체 기(氣)의 막도 그대로 두고, 간단한 동공으로 온몸을 풀어버리고, 단좌하여 의념을 운용하여 수련으로 들어가다.

그간 격일 간격으로 자침이 어느 정도 효과가 있음을 감지하였다. 먼저 하지에서 강한 기운이 새롭게 형성되어 올라오고, 방광이 돌고, 좌우 신장이 돌아가고, 두정부에 떠오르는 태양과 단도(丹道)의 흐름을 점검하기 시작하였다.

서서히 온몸의 상태가 변화됨을 자각하였으나, 오른쪽 발목(외과첨, 복숭아뼈)의 부상이 심하게 되어 인근 병원에 가서 간이 수술을 받았다. 그래도 하단전의 상태는 조금씩 회복됨을 자각하였다.

기공 18 2011년 7월(손상부위 점검)

금일 아침 5시경 일어나, 간단히 씻고, 두 눈에 나르는 새들도 그대로 두고, 간단한 동공으로 온몸을 풀어버리고, 2층 현관 앞으로 나아가, 잠시 심호흡 후, 의자에 앉아 수련으로 들어가다.

자세는 유구 자세를 취하고, 서서히 하지의 흐름과 상지의 흐름이 강하게 일어나고 곧이어 방광이 돌고 좌우 신장이 돌아가며, 미려계지가 열리는 것을 자각하였다.

단도의 흐름을 더욱 강하게 끌어서, 두정부와 척추 및 골반을 끌어냈다. 척추를 타고 흐르는 기혈의 흐름과 각각의 장기의 상태를 점검하였다. 아직도 좌측 신장과 심장 쪽의 흐름에 문제가 많음을 확인하고, 더욱이 폐 쪽의 손상을 새롭게 발견하였다. 그래서 화가 나서 담배를 피우면 가끔씩 기침 가래가 끊이지 않고 올라왔음을 자각하였다.

이것이 다른 사람의 치료의 경우라면 별 것도 아닌 것을 나 자신이 치료해 내어야 하니 상당히 머리가 아팠다. 이래서 중이 제 머리 못 깎는다는 것인가? 그러나 해낼 것이다. 그 긴 세월 동안 신비와 베일에 싸여져 내려온 선도의 비밀을 풀어낸 나이다. 그 긴 세월 동안의 고전 침술의 비밀을 밝혀낸 나이다.

온갖 상념에 젖어 시간을 모르는 나에게 주작이 이제 그만 수련을 끝내고 일어나라고 이야기하는 것 같았다. 정신을 차리고 서서히 수련을 끝냈다.

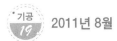 **2011년 8월**

금일도 아침 5시경 일어나 간단히 씻고 2층 현관 앞으로 나아가 의자에 앉아 의념으로 온몸을 풀어버리고 수련에 들어가다.

하복부에서 피어오르는 기의 흐름으로 온통 붉고 희고 푸른 장관을 연출하였다. 그 힘을 끌어서, 문제가 되는 심장을 관통하였다. 가슴속이 텅 빈 듯한 공허감과 완전히 뚫려나감을 의식하였다. 인당의 단은 서서히 가슴으로 내려오고 그 단안에서 주작이 한껏 나래를 펴고 유유히 날았다.
온통 주위가 붉은 저녁 노을처럼 마치 해파리가 떠다니는 듯한 장관을 연출하고 그 사이사이로 하얀 안개구름 같은 흰 솜뭉치가 몇 개 정도로 떠다니고 머리 위에서는 별들이 반짝이는 것 같은 상황이 연출되었다.
주위가 온통 보라색으로 물들고, 그 중간에 단은 붉고 푸른 상태로 그 안에서 주작은 한껏 커진 자태로 자운광을 발하며 유유히 날고 있다. 마치 한 폭의 동양화처럼, 평화스러운 기운이 감돌았다. 어느 정도의 시간이 흐른 후, 서서히 제자리로 돌려놓고 수련을 끝냈다.

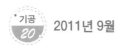 2011년 9월

금일도 평소와 마찬가지로, 아침 일찍 5시경 일어나, 간단히 씻고 동공으로 온몸을 풀어버리고, 단좌하여 유구의 자세로 수련으로 들어가다.

서서히 하지와 상지의 흐름이 하단전으로 모여들고, 하지의 흐름이 더욱 강하게 일어나기 시작하였다. 하지 골반의 상전장골극에서 수직과 수평방향으로 강하게 흐름이 일어나고, 상지 어깨 쪽에서 그것을 맞받아 수평과 하지의 골반 쪽으로 강하게 흐름이 일어나 그 두 흐름이 강하게 엉켜들기 시작하였다.

단도의 흐름과 중맥의 흐름 역시 강하게 일어나기 시작하고 중맥의 흐름을 중심으로 온몸 전체를 8방위로 쪼개어 버리는 것처럼 휘감아 돌아나가며, 온몸의 경계는 사라지고, 새하늘이 열리고 새땅이 열리는 것 같다.

두정부 위에서 중앙으로 햇살이 강하게 비추어 내려오고, 하부는 새로운 지면이 형성된 것처럼 모든 게 부드럽게 감각되고, 그 사이로 단은 푸르고 불그스레하게 떠 있고, 주작은 한껏 나래를 펴고 유유히 날았다.

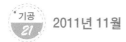 2011년 11월

그간 두정부의 자침과 하지의 자침으로 많이 호전되었지만, 그래도 무언가 부족함을 느꼈다. 구궁팔괘와 가슴의 연꽃은 아직도 그 자태가 희

미하다. 왼쪽의 흐름과 오른쪽의 흐름에 불균형이 일어나는 것 같다. 그 이유가 무엇인지? 그 원인이 무엇인지? 아직 확실한 진단을 하지 못하고 있다. 단지, 두정부의 대체적인 반사구를 치고 들어가는 것밖에 별 도리가 없다. 빨리 그 원인을 잡아야 한다. 치료가 웬일인지 오래 걸리는 것 같다.

금일도 평소와 같이, 아침 6시경 일어나, 간단히 씻고, 간단한 동공으로 온몸을 풀어버리고 정좌하여 수련으로 들어가다.

온몸의 흐름은 좋으나, 나타나야 할 구궁팔괘와 가슴의 연꽃은 아직도 그 자태가 희미하다.
왜 그럴까? 무슨 이유인가? 알 수가 없다. 이것이 나의 한계인가?

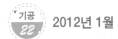 2012년 1월

오른쪽 복숭아뼈 쪽의 상처가 치료가 되지 않아, 부산의 춘해병원에서 수술 후 집으로 퇴원하였다.
기공의 상태는 그런대로 좋아지고 있으나 아직은 멀었다. 두정부의 아픈 부위가 붓고 단단한 부분의 자침 이후, 좌우의 평행이 잡혀 들어가는 왼쪽과 오른쪽의 힘의 불균형, 특히 왼쪽의 힘이 약하고 약간 차가운(오른쪽에 비하여) 느낌이 점점 좋아지고 있음을 자각하였다.

왼쪽 흉추 4~8번 주위가 꿈틀거리는 현상을 자각하고 있다.

왼쪽의 심장은 그간 2~3차례 폭발을 일으키었지만, 아직 구궁팔괘는 나타나지 않는다. 인체는 종횡으로 3개로 분리되지만, 구궁팔괘가 떠오르지 않는 이상 큰 의미는 없는 것이다.

이 상태는 하찮은 하류 기공사에 불과할 뿐이다. 왜 구궁이 떠오르지 않는 것인가? 구궁이 떠올라야 가슴의 연꽃이 피어오르는 것을? 이 상태로 들어가기 전까지는 하찮은 하류에 불과하다?

금일 아침도 6시경 일어나, 간단히 씻고 간단한 동공으로 온몸을 풀어 버리고, 잠시 심호흡을 하고, 치료가 되지 않는 서글픈 마음으로 눈앞의 주작과 이야기를 나누었다. 주작이 나에게 희망을 잃지 말라고 격려를 하는 것 같다. 그래 다시 해 보자.

눈앞의 주작과 기의 막과 두정부의 태양은 그대로 두고, 서서히 의념의 운용으로 수련으로 들어가다.

서서히 하부의 흐름이 강해지고, 인체는 복부를 중심으로 좌우로 나누어지고, 두정부 위에는 빛의 환대를 이루고 그 중앙은 강한 햇살로 내부로 비추어들고, 하부는 그대로 지면으로 변화되어 있고, 그 중앙에 단은 붉고 푸르게 떠 있고, 그 단안에서 주작은 유유히 날고 있다. 그러나 기대하던 구궁팔괘는 떠오르지 않고, 가슴의 연꽃 역시 그 자태가 희미하기만 하다.

왜 이럴까? 무엇이 문제인가? 괴로운 마음에 어느 정도의 시간이 지난 후, 서서히 모든 것을 제자리로 돌려놓았다.

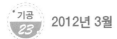 **2012년 3월**

계속하여 몸의 치료와 단의 회복을 위하여 온갖 노력을 다하였다.

두정부의 자침과 수련훈련시 몇 번이나 심장과 신장, 폐를 관통하여 그 흐름을 이끌어내었으나, 나아지는 것 같지가 않다. 이 정도의 강도로 치고 들어가는데도 왜 반응이 없는 것일까? 무엇이 문제인가? 절망 속에서도 오늘도 아침 5시 30분경 일어나, 간단히 씻고 훈련으로 들어가다.

서서히 의념을 운용하여, 기의 흐름을 일으켜 내고 그 흐름을 끌어 온몸을 타통시켰다. 온몸의 주요 관문을 하나하나 두들겨 그 반응을 일으켜 냈다. 그러나 역시 실패다. 구궁이 떠오르지를 않는다.

조금 더 훈련하다가 서서히 끝냈다.

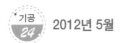 **2012년 5월**

오른쪽 발목(복숭아뼈)의 상처는 거의 치료가 끝난 상태이다. 그간 나의 몸의 이상은 류머티즘성인 것으로 판단되었다. 또한 그간 1년 이상의 관

절염 주사와 약기운으로 온몸이 붓는 이상으로, 기공의 회복에 치명적인 손상을 받은 것으로 판단되었다.

이제는 온몸의 부기와 류머티즘를 잡는 데 주력하면서 기공의 회복으로 방향을 정하였다. 기공 역시 열기와 진동감은 향상되고 있다.

그간 이 분야에 들어와, 이유야 어떻든 간에 회의와 좌절감 그리고 잘못된 생활로 세월을 보낸 결과로 온몸이 철저히 망가져 버린 것으로 판단되었다. 그렇게나 손상된 그 와중에서도 심안이 작동하고 필요한 내공이 움직였다는 것이 신기하기만 하다.

이제 나의 몸의 이상원인을 인지하였으니, 치료는 시간문제일 것이다.

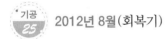 **2012년 8월 (회복기)**

이제, 우측 발목은 완전히 치료되었으나, 발목 자체가 완전히 부어 회전이 되지 않을 정도로 그 상태가 좋지 않다.

기공은 거의 이 분야로 처음 들어올 당시의 상태에 가깝게 회복이 끝난 것으로 판단되고, 좌우측과 복부 중심의 3개의 부분으로 나누어져 그대로 열리고 닫히는 경지로 들어왔다. 그러나 좌측은 완전히 분리되어 있으나, 우측은 아직 그 분리의 상태가 좋지는 않은 상태로, 기의 흐름에 약간의 지장을 자각하였다. 아마 우측 발목의 이상으로 그 영향을 받는 것으로 판단되었다.

· · ·

또한 기대하고 있는 구궁팔쾌와 가슴의 연꽃은 아직도 그 자태가 희미하기만 하다. 어떠한 일이 있더라도, 한번이라도 그 자태가 분명히 나타나야 하는데 답답하기만 하다.

오늘부터는 두정부에 고강도의 자침과 심폐를 완전히 관통타통시키는 고강도의 훈련으로 들어가기로 하였다.

언제나 이 치료훈련이 끝날지 지루하기만 하다. 그러나 몸을 회복하고 단을 회복시켜야만 한다.

여느 때와 같이 아침 5시경 일어나, 간단히 씻고, 간단한 동공으로 온몸을 풀어내고 눈앞의 주작은 그대로 인당의 단 역시 그대로 둔 상태로, 잠시 휴식을 취하고 의념의 운용으로 수련으로 들어가다.

언제나처럼 하지의 흐름이 강하게 일어나고, 하복부에서 붉고 푸르고 흰 기의 운무가 피어오르고, 어느새 두정부 3~5개의 태양이 떠오르고, 인체는 좌우로 3가닥으로 나누어지고, 인당의 단은 서서히 내려와 가슴 주위에 머물고 그 안에서 주작은 푸르고 검은 자운광을 띠며 유유히 날고 가슴 안쪽에서 사람의 형태를 띤 그림자가 언뜻 나타났다가, 기의 운무에 가려져 보이지 않는다.

이것이 무엇인지는 아직 확실히 모르겠다.

· · ·

하지는 그대로 지면으로 화해져 나중에는 아래위로 모두가 한 둥근 형태로 변해버렸다. 오늘도 구궁팔괘는 나타나지도 않고, 가슴의 연꽃 역시 나타나지 않는다.

조금의 시간이 흐른 후, 모든 것을 제자리에 돌려놓고 수련을 끝냈다.

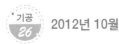 **2012년 10월**

아직 우측 발목의 상태는 좋지가 않으나, 기공의 상태는 거의 완전히 회복된 것 같은 감을 받았다.

인당의 단(丹)은 그대로 둔 채, 두 눈에 나르는 작은 새들도, 5~6마리 정도, 그대로 둔 채, 인체 기의 막도 그대로 둔 채, 잠시 호흡을 고르고 정좌하여 수련으로 들어가다.

두정부에 태양이 5개가 떠오르고, 인당의 단은 주작과 함께 서서히 가슴으로 내려오고, 하복부는 골반 쪽으로부터 그대로 지면으로 변해버렸다.

두정부의 태양은 빛의 대를 형성하여 윗공간을 점하고, 중앙의 태양은 밝게 빛나며 하부로 비추고 있다. 두정부 윗공간 쪽으로는 누런 구름안개 같은 상태로 변화하고, 중앙은 누르스름한 상태에서 단이 떠 있고 단 안의 주작은 그 크기가 한껏 커져서 유유히 날고 있다.

온몸에 작은 미세한 진동만이 느껴지고, 기의 흐름은 거의 중단되어 있는 것 같다. 붉고 누르스름하고 희고 푸르스름한 것 같은 텅 빈 공간체를 보는 것 같다.

복부가 4각으로 다시 6각으로 온몸 전체가 원형으로 변했다가, 마지막으로는 그 경계마저 사라져버렸다.

어느 정도 시간이 흐른것 같아 수련을 끝냈다.

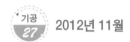 **2012년 11월**

모든 것을 그대로 둔 채, 잠시 호흡을 고르고, 정좌하여 수련으로 들어가다.

단이 내려오고 두정부에 태양이 떠오르고, 그 태양과 두정부의 대천문(침술상의 신회)을 통하여 인체중심부로 밝은 햇살이 내려오고, 단(丹) 안에서 주작이 그 자태를 한껏 부풀리어 유유히 날고, 인체는 어느새 하나의 둥근 원형을 이루고, 밝고 은은한 진동과 다소 따뜻한 열기 속에서, 얼핏 인체 중심선을 따라서 각각 혈부위의 진동과 반응이 잠시 나타났다가 사라졌다.

모든 게 평상의 상태로 돌아가 한가롭게 노닐다가 피곤해져서 수련을 끝냈다.

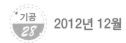

아직도 우측 발목의 상태가 좋지는 못하다. 인당의 단과 눈앞의 작은 새들도 그대로 두고 인체 기의 막도 그대로 둔 채, 잠시 호흡을 고르고 수련으로 들어가다.

인당의 단이 주작과 함께 서서히 밑으로 내려오고, 인체는 종횡으로 3개의 부분으로 갈라졌다가 하나의 허공으로 변하고, 곧이어 그 경계마저 사라져 버렸다.

불그스름하고 누르스름한 가운데, 다소 밝은 달이 뜨고, 그 가운데 단이 푸르스름하게 빛나고, 그 단의 가운데에서 주작은 나래를 펴고 서서히 그 허공 가운데에서 유유히 한가함을 즐기고 있는 것 같다.

모든 게 정지되고 다소 따뜻한 열기와 미미한 진동만이 감지되는 가운데 주작이 한가롭게 떠 있는 한폭의 동양화를 보는 것 같다.

오늘도 구궁팔쾌는 떠오르지 않는 것일까? 가슴의 연꽃은 이제 완

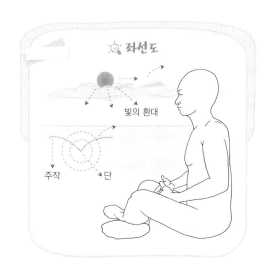

좌선도

빛의 환대

주작   단

전히 끝나버린 이야기인가? 절망과 패배감에 싸여 있는 그때 얼핏 두정부에 구궁이 나타났다가 사라지는 것을 자각하였다.

드디어 나타나는가? 계속하여 그 구궁팔괘를 끌어내기 위하여 노력하다가, 어느 정도의 시간이 흐른것 같아, 오늘은 이 정도로 만족하기로 하고, 곧이어 수련을 중단하고 모두 원상으로 돌려 놓았다.

 2013년 1월 (구궁팔괘 출현)

그간 계속되는 고강도의 자침과 심폐의 관통 등으로 부기는 거의 다 빠져나간 것 같고, 류머티즘의 상태도 많이 호전된 것으로 자각하였다.

그래도 그 기미가 나타나면 인근의 재강병원에 가서 주사와 약을 처방 받아 가끔씩 복용하고 있는 형편이다. 왜 그런지 신경질이 나고 짜증이 나면 류머티즘의 기미가 재발하여 나타나는 것으로 자각하고 있다.

우리나라와 나는 맞지 않는 것일까? 이런 이야기는 통하지 않는 우스꽝스러운 일인데 나도 모르겠다.

오늘도 어김없이 5시경 일어나서, 간단히 씻고, 간단한 의념동공으로 온몸을 풀어버리고 정좌하여 수련으로 들어가다.

언제나처럼 거의 비슷한 상황이 연출되고, 오늘따라 가슴의 중단의 힘이 강하게 돌기 시작하였다. 모든 게 붉고 푸른 색으로 뒤덮여 나가는 그 와중에, 인당의 단이 서서히 가슴으로 내려오고, 그 안에서 주작이 한껏 커져서 나래를 펼치고, 하부는 그대로 지면으로 변화해 버리고, 그 순간 가슴에서 작은 학 또는 작은 새들이 나타나고, 곧이어 두정부에 구궁팔괘가 떠올랐다. 감격과 희열에 들떠서 온몸에 전율이 흘렀다. 조금의 시간이 흐른 후, 모든 것을 제자리에 돌려놓고 수련을 끝냈다.

 2013년 2월(연꽃 출현)

이제 온몸의 부기는 거의 다 빠져 나간 것 같고, 우측 발목의 상태도 거의 다 나은 것 같다.

그래도 류머티즘은 아직 체내에 남아 있다가 화가 나거나 짜증이 나거나 하면 재발되는 것 같지만, 그래도 그 강도가 상당히 약화되어 있다.

재발의 기미가 보이면 그때마다 인근의 재강병원에 가서 주사 맞고 처방받아 약을 복용하고 있는 형편이다.

지금 판단으로는 류머티즘도 곧 끝날 것 같은 생각이 든다.

오늘도 아침 5시경에 일어나, 간단히 씻고 의념으로 온몸을 풀어버리고, 단좌하여 수련으로 들어가다.

오늘은 가슴에서부터 두정부 위쪽으로 올라가서 하늘을 형성하고, 하복부에서는 하복부 그대로 열려 나가면서 지면을 형성하였다. 가슴에서 그대로 열리어 나오는 현상으로 나타났다.

인당의 단은 온통 푸르고 붉게 뒤덮여 중앙으로 내려오고, 그 안에서 주작은 푸르고 붉은색으로 뒤덮여 유유히 날고 있다.

잠시의 시간이 흐른 후, 두정부에 구궁팔괘가 떠오르고, 그 구궁팔괘가 복부로 내려와 자리를 잡았다. 온몸에 자그마한 전율이 흐르고, 가슴으로부터 자그마한 학들이 나타났고, 연이어 가슴에 찬란한 연꽃이 그 자태를 나타냈다.

한순간 판단 잘못으로, 우리나라 이 분야에 들어와 걸어왔던 그 형극의 길을, 온갖 상념이 교차했다. 이 형극의 길에서, 아이엄마와 아이들에게 너무 힘든 생활고를 겪게 한 나의 잘못이 주마등처럼 지나갔다.

서서히 정신을 다잡고, 두정부의 구궁과 하복부의 구궁, 가슴의 연꽃을 연결시켰다. 비록 서툴고 조마조마 하였지만, 그런대로 연결이 이루어졌다. 드디어 기나긴 그 고난의 행군은 끝난 것이다.

온몸의 경계가 사라져 사방으로 펼쳐져 나가는 그 힘을 한껏 발산시키고, 서서히 그 힘을 거두어 모든 수련을 끝냈다.

이제부터는 가끔씩 정상적인 수련으로 이 상태에서 유지만 하여 나가도 된다고 판단하고 수련훈련의 강도를 늦추기로 결정하였다.

part 5
침술과 기의학(氣醫學)

chapter 1

인체 생성론

이 책은 한의학 입문 개론서

1

우주와 인체의 생성론

창세기의 이야기가 될지는 모르겠으나, 이 대우주라는 천지자연과 만물, 그 가운데 사람이 태어난 과정을 추적하여 가기 위하여, 그 모든 과정을 추적하여 추정에 의한 그 시초부터의 이야기는 때로는 황당할 수가 있겠지만, 처음 이 대우주라는 공간이 어떻게 형성되기 시작하였는지를 현재까지 나타나 있는 그 한계 내에서의 이야기로 제한하여 전개하고자 한다.

처음 이 대우주에는 형체를 지닌 물질은 아무것도 없었을 것으로, 그러나, 무엇을 만들어 낼 수 있는 불가사의한 기운이었을 것으로, 이것을 냉기(冷氣)를 지닌 그러나 불가사의하고 신비한 힘이나 기운을 지닌 그것을 영기(靈氣)라고도 표현할 수가 있을 것으로 보고 있으며, 그 영기는 천지만물을 만들어낼 수 있는 어떤 불가사의한 기운을 내포하고 있었거나 또는 어떤 작용에 의하여 그러한 힘을 가지게 되었을 것으로 추정할 수가 있으며, 또한 이것은 최초에는 상당히 낮은 온도였을 것으로 추정한다.

그러한 그 영기(靈氣)가 어떠한 원인 이유에서나 어떤 불가사의한 작용에 의하여, 선회(旋回)가 일어나기 시작하여 그 전개과정에서 열이 발생하고 그 열의 극한점에서 폭발 확산 비산하여, 그 열기가 식어감에 따라 형태가 있는 물질들이 나타나기 시작하였다는 것으로, 이것은 빅뱅이론과 일치하는 것으로 판단하고 있다.

그 열의 극한점에서의 폭발 비산되어져 나간 그 잔해들이 열이 식어감에 따라 형체가 있는 물질이 나타나기 시작하였다는 것으로 판단할 수가 있다.

이러한 논리전개에 따라, 이 우주와 천지만물은 기본적으로 냉기와 열기라는, 즉 음양(陰陽)이라는 2가지 기본적 원소로 이루어졌다고도 볼 수가 있을 것이다.

음양(陰陽)이라는 2가지 기운과 음양의 어느 쪽에서 기인하였는지, 또는 이러한 기본적인 음양과는 다른 기전에서 발생·기인하였는지는 모르나, 모든 천지만물을 이루어낼 수 있는 이 신비하고 정묘한 영기(靈氣)라는 기운의 작용에 의하여 모든 천지자연과 천지만물이 이루어졌다는 것으로 해석이 가능한 것이다.

그 잔해가 식어감에 따라 형체를 드러내는 가운데 그 영묘한 기운, 영기의 음양의 기운 중, 음의 기운이 강한 경우에는 식물의 종류로, 양의 기운이 강한 경우에는 동물의 종류로 나타났었으리라 판단하며, 그중에 특이하게 사람은 그 영기 자체와 음양의 기운을 모두 갖게 된 특별한 경우로 판단한다.

이러한 논리전개에 따라, 이 우주와 천지자연의 만물 및 사람은 동일하다는 이야기와 부와 자식관계라는 이야기가 성립되는 것이라고 볼 수가 있는 것이다.

그렇다면 사람은 부모라는 양친의 육체를 통하여 천지우주라는 신령한 기운으로 태어난 것으로 판단한다. 따라서 인간 스스로가 인간 자신의 기운이나 능력으로 또 다른 인간을 만들었다는 것은 인정할 수 없는 그것은 착각에 불과하다고 볼 수가 있는 것이다.

이러한 논리적 전개에 따라, 대우주라는 큰 부모와 그 자식인 소우주인 인간은 친자(親子) 관계에 있는 것이며, 이러한 사실을 간파한 옛 선인(先人)들은, 천인동일(天人同一), 천인감응(天人感應), 동일기구(同一器具) 등으로 표현하였다고 판단한다.

이것은 천지인 일여(天地人 一如)의 사고 관념에 따라 여러가지로 표현한 것으로 보고 있다.

인체의 생성기전

현실적인 추적·추정으로, 인체의 생성기전은, 난자가 난소에서 나와 나팔관에서 수정하며, 처음에는 먼저 음과 양의 2개로 분열되고 다시 4개로 분열하강, 그리고 또다시 8분열하강의, 이러한 방법으로 계속 분열하강하면서, 마지막 64로 분열하여 모태의 자궁에 착상하는 것으로 판단한다. 이러한 논리적 전개에 따라, 인간은 64로 분열되어 만들어진다고 보고 있다.

모태의 자궁에 안정적으로 착상된 후, 신정체(腎精體)가 일정한 온도인 37~36℃ 상태하에서 안정된 형태로 굳어지게 된다.

천지만물이 생성작용을 일으키는 데에는, 항상 발열현상이 필요한 것으로, 인간 역시 이에 벗어날 수 없는 것이며, 이러한 발열현상으로 변화가 가능하고 이것은 가열상태로 판단한다.

이 현상이 음양오행상으로는 목화(木化)현상이다.

안정적으로 어느 정도 굳어져 있던 신정체가 발육하여 펼쳐져 나가는 변화해 가는 작용으로, 이러한 작용이 강한 조직은 목(木)의 조직으로 보아 이 조직이 그 적합한 온도에 따라 왕성한 활동으로 성장해 나가는 것으로 보고 있으며, 이 목(木)의 조직체는 신경, 근(筋), 건(腱)의 조직으로 분류되고, 이 적합한 온도에 따라 자신 나름의 형태로 나타나게 된다.

그러한 과정의 진행으로 어느 한계 이상의 발열을 넘어 가열의 상태로 진입하게 되면, 그러한 가열의 온도, 즉 화(火)의 온도에 강한 조직이 그 조건하에서 자신들의 힘을 발휘하기 시작하여 자신들 나름의 기운으로 기화(氣化), 액화(液化), 열화(熱化)로 변화하게 되며, 그러한 열화의 최고치에서 일단 정체의 단계를 거친 뒤 하강온도로 변화해 나가는 것으로 판단한다.

그러한 식어가는 상태하에서 표면이 굳어지게 되는 것으로 보고 있으며, 이러한 변화 과정을 거쳐 어느 순간에 인간의 몸이 형성되어져 나타나는 것으로 보고 있다.

이러한 추정적인 그러나 전체적으로 사실에 입각한 이러한 이야기는, 역경(易經)을 공부하였거나, 어느 수준에 도달한 기공사라면 어느 단계에서는 자각이 가능한 것이다.

이러한 사실적 추적에 근거해 본 인체의 오장 생성 순서는 다음과 같다.

○ 생수(生數) : 일(一) 이(二) 삼(三) 사(四) 오(五)

수(水) 화(火) 목(木) 금(金) 토(土)

○ 성수(成數) : 육(六) 칠(七) 팔(八) 구(九) 십(十)

이러한 간단하게 수리적으로 표현하는 것이며, 따라서 인체의 생성기전인 신장의 신(腎)은 음양오행상, 수행(水行), 생수(生數) 일(一), 성수(成數) 육(六), 이렇게 표기하며 수계(水系)의 수이다.

이러한 논리적 근거로서 인간은 천인동일의 기구로서, 동양의 전통적 모든 고전에서 천일수(天一水)로 시작하며, 인간은 육친의 부모가 만나서, 먼저 수기(水氣)인 신정(腎精)을 발하고, 신정체(腎精體)의 기전을 이룬다.

그러므로 인체 오장의 생성 순서에서는 신(腎)이 첫째로 만들어지게 되며, 양친으로부터 신정체(腎精體)를 받고, 그 신정체에 박동이 생겨 화(火)인 심장이 생기며, 그 다음에 목(木)인 간장의 근육신경체가 나타나고, 이어서 폐의 산소흡입 기관이 나타나게 되며, 모체를 통해서 호흡(태식호흡)을 하게 되고, 그리고 나서 비(脾) 전체, 즉 인간이라는 형체를 지닌 육체가 만들어지게 된다.

이것은 선천으로 볼 수 있는 것으로, 모태로부터 태어나서의 후천적인 작용은, 수(水)-목(木)-화(火)-토(土)-금(金)으로 나타나게 된다.

chapter 2

침술과 기의 흐름

1

기혈의 흐름과 인체의 발육(膨化)과정

모체 안에서 인체의 각 장기조직이 형성된 후, 그 뻗어나가는 기운 및 힘은, 사선 · 직선 · 평행의 3개의 주요한 힘의 통로를 따라 팽창해 나가며, 태어난 후에도 이러한 힘의 팽창해 나가는 과정을 거쳐, 어느 시기에, 그 팽창해 나가는 힘이 다한 후에는 각각의 사지말단에 그 뻗어나가는 기운이 정체되고, 그 정체된 선에서 각각의 장기장부 조직과의 순환 연결이 시작되는 것으로 판단한다.

이것이, 사지말단에서 바라보는 오수혈의 경기(動氣)가 나오는 곳이 정(井), 머무는 곳이 형(滎), 모이는 곳이 수(輪), 지나가는 곳이 경(經), 들어가는 곳이 합(合)의 이야기가 되는 것이다.

인체의 장부에서 팽창을 위하여 뻗어나가는 힘의 방향과 그 강도가 사지말단에서 보는 것과는 그 표현의 차이가 나타나는 것으로 보고 있다.

그렇다면 장기장부와 사지말단과는 연결을 갖고 있다는 이야기와 동일한 것이다.

침술이란?

침술이란 장기장부의 기능(機能), 기질(機質), 기(氣), 혈(血)의 흐름의 상태를 말한다고, 간단히 이야기할 수 있다.

각각의 장기장부의 현 상태가 여하한가?

즉, 지금 현재로 여하한 원인으로든 비록 그 상태가 좋지는 않지만, 정상적으로 기·혈이 제대로 흘러들어가면, 원 상태에 가깝게 회복되어 정상적인 또는 정상적이지는 못하나, 그런대로 그 기능을 발휘할 수 있을지의 여부를 그 가부를 판단할 수 있어야 하며, 결국 이것은 장기의 기능, 기질을 이야기한다고 볼 수 있을 것이다.

지금 현재 각각의 장기장부에 흘러들어가는 기·혈의 흐름의 상태가 여하한가?

즉, 기·혈의 흐름에 어떠한 지장이 나타나 있는가의 여부를 판단할 수가 있어야 한다는, 결국 각각의 장기장부에 유입되는 기·혈의 상태가 여하한지를 판단할 수가 있어야 한다는 것이다.

상기 기술한 2개 조항에 대한 판단은 그 판단 여부가 극히 어려운 문제가 될 것이며, 이것을 판단하기 위하여, 현대적인 관점에서 기능, 성능이 뛰어난 각종의 현대적인 검사장비가 필요할 것으로 판단한다.

그러나 일차적으로 그러한 검사장비가 없다고 하더라도, 그 대체적인 거의 정확한 판단이 가능하여야 할 것으로, 그러한 수준으로는 가야 만이 진정한 침술인이라고 볼 수 있을 것이다.

생각의 관점을 거꾸로 돌려서, 그 옛날 우리의 선인들은 검사장비가 없는 상태하에서, 어떻게 병자들을 치료해 내었는지를 그 여부를 생각해 보면 어느 정도 감은 올 것으로 생각한다.

일차적으로는 난경(難經) 61난의 진찰법(診察法)의 망문문맥(望聞問脈)의 사진(四診)이 떠 오르겠지만, "바라보아 알 수 있는 자를 신(神)이라 하고, 들어보아 알게 되는 자를 성(聖)이라 하며, 물어보아 알게 되는 자를 공(工)이라 하고, 만져보아 알 수 있는 자를 교(巧)라고 한다."

그 사진(四診) 중에서 어느 기능을 우선적으로 운용해 내어야 하는지를 생각하여 보기 바란다. 본인은 그것을 망진(望診)으로 판단하며 권장하는 것이다.

물론 망진만으로 그 모든 것을 추단하여서는 안 되고 다른 방법도 동원하여야겠지만, 일차적으로 우선적으로 운용해 내어야 하는 것은 망진으로 판단한다. 망진이란, 밖에서 안쪽의 상황을 판단 해 내는 것을 이야기한다. 그렇다면, 어떻게 판단해내어야 하는가?

질병이란 무엇을 이야기하며, 어떻게 야기되는가를 이해하여야만 한다고 판단하고 있다.

질병이란 무엇인가?

질병이 나타나는 그 이유?

필자는 그 주 요인은 기 · 혈의 흐름의 이상으로 야기된다고 보고 있다.

물론 다른 요인도 많이 작용하고 있겠지만, 일차적으로 체내의 기 · 혈의 흐름의 이상으로, 그 기 · 혈 흐름이 인체 어느 부위에 정체가 일어나기 시작하면, 그 부위부터 차가워질 것이고, 그러한 냉기로 인하여 흘러나가야 되는 부위들에 이상을 일으키기 시작할 것이며, 전체와 부분의 연동연결작용이 제대로 되지 않기 때문에 그것이 심화되기 시작하면, 일차적으로 통증이 유발될 것이고, 그 처음 부위 및 다른 부위에서 다른 요인이 작용하기 시작하여, 염증이나 붓거나 굳어지는 현상을 유발할 것이며, 한쪽이 굳어지면, 다른 쪽은 부어버릴 것이고, 한쪽에 염증이 일어나기 시작하게 되면 어느 부위에서는 냉기로 인하여 굳어버리는 현상을 나타낼 것이며, 굳거나 부어버리면서 그 주위 근육에 압력감 등을 유발하여, 기혈의 흐름은 더욱 지장을 초래할 것이다. 따라서 상황은 점점 악화될 것으로, 이것을 기능적 이상으로 볼 수가 있을 것이며, 결국 상대적인 현상이 일어나기 시작하게 된다고 보고 있다.

질병이 나타난 상태란?

그러한 기·혈의 흐름의 이상 현상들이 더욱 진행되어, 그러한 주위 흐름의 이상이 더욱 진행되고 결국은 장기조직의 이상으로까지 확대되는 것으로, 이것을 기질적 이상으로 볼 수가 있을 것이며, 그 과정에서 몸이 차가워지거나, 좌우 상하 전후의 기혈의 균형이 무너져 근육계의 질환은 물론이고, 기혈(氣血)의 흐름에 지장이 일어나 예측하지 못하는 각종 기질적 질병이 발생하게 되는 것으로 판단하고 있다.

그렇다면 어떻게 표부에서 심부의 흐름과 내면의 상태를 알 수 있을까 하는 문제가 대두 될 것이다. 인체에서 어떻게 그러한 일이 가능할 것인가? 기감(氣感)과 기색(氣色)인 것이다.

기의 흐름은 표피(表皮)·진피(眞皮)·피하조직(皮下組織)으로 나누어진 이 3개의 층 사이에서 표피와 진피 사이로 흐르고 있으며, 이것은 대체적으로 약간 흰 색으로 나타난다. 이것이 기색(氣色)인 것이다.

표피 역시 음양의 2개의 분류로, 진피 역시 음양의 2개의 층으로 나뉘어져 있다는 것을 알 수가 있으며, 이것이 전통적 동양의 모든 고전에서 이야기하는 음양 삼재 오행의, 이(二), 삼(三), 오(五)의 구조이다.

그 기감과 그 기색으로 나타나는 인체 표면의 제반 상태를 읽어내고, 다음으로는 인체조직장기의 그 위치에서의 바깥쪽, 즉 해당 장기 위치에서의 표부(表部)에서 그 해당 장기의 상태를 읽어내는 것이 가능하여야 한다는 것이다.

기의 흐름으로 나타나는 표부에서의 색(色)의 상태를 읽어내고, 환자의 내면에서 흘러나오는 기의 흐름을 읽어내는 기감(氣感)이 있어야 한다는 것이다. 그것은 해당 장기에서의 해당 장기의 상태를 읽어낼 수 있는 심안(心眼)이 있어야 한다는 것이다.

결국, 이것은 관형찰색(觀形察色)으로도 귀결될 수 있겠고, 사람에 따라서는 이것을 혜안(慧眼)이니 기안(氣眼)이니 하는 것으로도 듣고 있지만, 본인은 이것을 심안(心眼)이라고 보고 있다.

4

기, 기색으로 판단

그렇다면 그 기를 어떻게 판단하여 찾을 것인가 하는 문제가 대두될 것이며, 또한 그 기색·기의 흐름을 어떠한 방법으로 읽어낼 것인가 하는 문제가 대두될 것이다.

• • •

　기색 · 기의 흐름은, 통상적인 방법으로는, 보통 밝은 상태를 100으로 보았을 때 그 밝기를 약 30~60 정도의 상태하에서 약간 옆으로 비스듬히 보았을 때 주위와는 다르게 약간 흰색이나 다른 색으로 나타나게 된다.

　그 약간 흰색의 연결흐름을 사선 · 직선 · 평행으로 보았을 때 무언가 모르게 연결되는 그런 감각으로, 일반적이 아닌 이상이 있는 것으로 나타나는 유난히 누르스름하게, 붉게, 푸르게, 검게 나타나는, 그 부분 역시 그러한 방법으로 감지 훈련해 나가면 점차적으로 가능하게 될 것이다.

　또한 전체와 부분의 각각의 대칭점의 구성은 어떻게 되어 있는가의 문제가 대두될 것이며, 이것은 인체의 제중선을 횡으로 잘라서, 머리와 발이 대칭적으로 상응하고 있다고 판단하고 있다.

　일차적으로 사선 방향으로 대칭되고, 2차적으로 직선과 평행의 방향으로 대칭되고 있다고 보고 있다.

　이것은 거듭되는 훈련을 겸한 임상치료수련의 과정에서 자연스럽게 체득될 것으로 보고 있다.
　이것이 지난한 것으로 불가능할 것이라 보고 있겠지만, 이것은 가능한 것이며, 누구나 제대로 된 훈련수련으로 그렇게 될 수 있다고 보고 있다.
　인체에 있어서의 기(氣)의 시발은 어떻게 일어나는 것인가의 이해 역시 중요한 것으로 생각한다.

• • •

일차적으로는 장기장부에서의 그 자체의 미세한 진동, 즉 움직임에 의하여 그 흐름이 일어나서 각각의 경락계통을 따라 흐른다고 모든 사람들이 대부분 그렇게 생각하는게 일반적인 경우이다.

그렇다면 역으로 사지말단에서는 어떻게 일어나는 것인지의 여부는, 의념과 기의 움직임에 의하여 사지말단에서 일어나기 시작하는 것이다.

이것은 비유적으로는, 해변가, 바닷가 또는 호숫가의 작은 암석과 모래 자갈 등에 해변가, 호숫가로 밀려드는 바닷물 또는 호수의 물결이 철썩이는 작은 진동에 의하여 작은 물보라가 일어나는 식으로도 설명이 가능한 것이다.

그렇다면, 인체에서의 비유는, 의념에 의한 빛과 호흡에 의한 기(氣)의 마찰로 인한 온도로 인하여, 인체가 필요한 열기(熱氣)나 양기(陽氣)가 발생하고, 그 발생된 양기(陽氣)가 경락계통을 따라 장기장부로 다시 밀려드는 것으로, 즉 순환이 일어나는 것으로도 설명할 수 있는 것이다.

이러한 원리로서 사지말단의 지압이나 마사지 운동 등으로 사지말단을 움직이여 경락계통의 흐름을 좋게 만들어 인체의 기능을 끌어올리는 설명이 가능한 것이다.

기혈의 흐름

그렇게 시작된 기의 흐름은 어떻게 전신을 흐르고 있는가의 여부 역시 중요한 것으로, 필자는 이것을 기의 흐름도로 표시하고자 하는 것이다.

일단 인체조직이 구성되고 나서부터는 그 기의 흐름은 전신적 흐름을 따라, 자연 물리적 구조로 흐르고 있다고 판단하는 것이다.

계곡이나 하천에서 특히나 지류가 많이 나타나는 하천의 경우처럼, 인체에서 각 관절의 뼈와 뼈가 연결되어 있는 부위에서, 그 부위를 중심으로 중심과 8방위로 흐르고 있지만, 필자의 경우, 침술과 기의학에서 주요하게 보고 있는 그 큰 흐름은 사선과 직선·평행이 3가지 흐름이며, 그 중에서도 주요하게 보고 있는 것은 측면의 흐름이다.

이것은 요약하여 8상 기하학적 기공침술로 이야기할 수 있을 것이다.

결국, 이 측면의 흐름은 인체를 8방위의 입체적으로 유지하는 데 많은 역할을 하고 있으며, 또한 기의 흐름의 이상으로 인한 난치성 불치성의 질환 치료에 유효할 것으로 판단한다. 또한 각각의 흐름은 그 부위에서 기존의 흐름과는 정반대로 그 흐름을 굴곡 변화시켜 흐르고 있다고 보고 있다.

이것은 정반합(正反合)의 원리로 설명할 수 있을 것이다.

결국, 그 관절부위에서 복부내장이나 다른 방향으로 흘러서 다음 흐름으로의 연결과정에서 그 편중되거나 잘못된 흐름의 결과 어깨와 허리 및 척추가 휘어지거나, 그 전에 다른 부위들에서 굳어지거나 염증이 나타나는 등의 잘못이 나타나고, 인체 기능에 이상을 일으키고 있다고 보는 것이다.

그것이 일차적으로 골반의 뒤틀림, 각종 디스크 및 척추측만으로까지 나타나고 있다고 보고 있다.

그것이 더욱 심해지면 각 장기의 흐름에 지장을 받아 사지말단의 각종 통증을 동반한 질병으로 나타나는 것으로, 상황에 따라 기타 장기장부조직의 이상으로도 나타나게 되는 것으로 보고 있는 것이다.

장기장부와 각각의 해당 사지말단에서의 기의 일어나고 흐르는 과정을 이해하였다면, 해당 장기조직과 사지말단의 연결을 감안하여, 각 관절부위를 포함하여, 장기장부 조직의 기질상의 문제인지, 또는 순환과정의 문제인지를 판단이 가능하게 되는 것이다.

첫째로 장기장부의 상태는 여하한가?

둘째로 각각의 해당 사지말단에서 그 흐름이 일어나는가?

셋째로 인체의 내면의 기의 흐름을 어떻게 일으켜 낼 것인지, 오수혈과 기존 경락경혈을 떠나, 어떻게 어디를 자침하여, 필요한 내면의 기의 흐름을 일으켜 낼 것인지 이것은 상당히 고도의 훈련수련이 요구되는바, 쉽게는 되지 않을 것이다.

사지말단의 부위뿐만 아니라 인체조직의 각각의 부위가 어느 장기조직들에 해당되는지와 각각의 장기조직들이 제대로 숨을 쉬면서 움직이고 있는지의 여부와 기의 흐름을 읽어내는 수준으로 와야 가능할 것이다.

맥진의 원리는 각각의 촌관척에서의 맥진에 의한, 기혈의 흐름을 확인 시, 각각의 부위에서 가볍게, 표피에 접촉 압박하는 정도의 부(浮)와, 뼈에까지 닿게 강하게 압박하는 침(沈), 그 중간 정도로 압박하는 중(中), 각각의 그 상태하에서 그 압력 압박을 조절하여, 부는 양의 성질로 떠 오르므로 압력 압박을 다소 약하게 하며, 장은 음의 성질로 가라앉으므로 압력 압박을 다소 강하게, 또한 그 압력감을 전환시키는 과정에서 나타나는 그 미세한 차이를 읽어낼 수 있어야 한다는 것이다.

이와 같은 몇 가지 방법으로, 각 해당 부위에서의 장기와 장부의 흐름과 상태를 재차 확인한다는 것이며, 그러한 각각의 미세한 차이에 의한 감각이 체득되어야 한다.

chapter 3

기 의학, 제3 의학이란

1

치유기란 무엇인가?

기 의학 기 치유에 언급되어 사용되는 치유기는 어떠한 것이며, 어떻게 운용되는가의 문제가 대두되는 것이다.

치유기는 통상적으로 의료기공이라고 하는 영역의 이야기이나, 그 의료기공에 사용되는 치유기는 일반적인 기공사가 발출해내는 보편적인 기가 아닌, 의료적 목적을 달성해 낼 수 있는 치유의 힘을 나타내어야 한다는 것으로, 그러한 치유의 힘을 나타낼 수 있는 기의 변화는, 환자를 치료해 내어야 한다는 마음의 자세에서, 어떠한 방법으로라든지, 잠재의식·무의식의 상태로 들어가, 흔히 이야기하는 머리의 뇌파가 충분히 가라앉은 정적인 상태하에서 발출되는 그러한 기를 이야기하며, 그때그때 환자의 상태에 따라, 발출되는 기의 색상도 푸른색, 붉은색, 흰색 등으로 변화가 오게 되며, 그 운용술은 시술자의 의지에 따라 열기와 진동을 가미하여, 흔들고 회전시키고 분산시키며 목적하는 방향으로 끌어낼 수 있는 상태로 들어가야 한다는 것이다.

기술한 이 상태의 수준으로 들어오기 위하여, 흔히 이야기하는 명상적인 수련 역시 필요한 것이다.

피시술자(환자)를 보았을 때, 어디가 문제인지 정확히 인지가 가능하여야 한다. 이 부분은 다소 필자 자신의 생각이 가미된 필자 자신의 사견임을 밝혀두고 기술한다.

의료기공사를 찾는 환자들은 대부분 기의 흐름의 이상으로 인한 만성적 난치성 질환인 경우가 많았으므로, 환자 본인들의 이야기도 경청하여야 하지만, 그러한 질환이 일어나게 된 근본적인 원인을 분석하여 나름대로의 치료원칙을 세워야 한다.

또한 난치성 질환의 경우, 몇 번의 시술로 조금 편해졌다는 것은 있을 수 있으나, 몇 번의 시술로 완치되지는 않는다는 것을 주지하고, 현대의학에 의한 검사가 가능한 경우, 그 환자가 피검 전 준수사항을 정확히 지키면서 검사를 받도록 하여, 검사기록을 정확히 확인하여야 한다.

필요한 경우, 그 피시술자(환자)가 평소 생활상태를 개선하도록 주지시켜야 한다. 대부분의 경우 치료를 위하여 치료기관을 찾는 경우, 초기의 상태를 지나 만성적인 상태하에서 단순한 질병이 아닐 것이고, 치료의

이 땅에서 침뜸으로 사는 법

과정 역시 길어지며, 그 와중에서 흔히 회자되는 명현현상이 나타난다는 것이다. 즉, 치료되기 전에, 일시적으로 다소의 아픈 통증을 유발시키며 그 와중에서 스스로 치료가 일어나게 된다는 것이다. 이것을 대부분의 경우 치료를 잘못하여 악화시켰다고 주장하게 되는 빌미가 되는 것으로 보고 있다. 잘못된 치료는 계속하여 더 아픈 통증이 나타나고 상태가 악화되게 되며, 제대로 된 치료는 다소 약하게 통증이 나타나더라도 시일을 두고 전반적으로 좋아지게 된다는 차이가 있다.

② 실체적 의료현장

필자가 이 분야에 들어와 경험한 바에 의하면, 의료기공사를 찾는 사람들의 심리적 유형은, 지인의 소개로 찾아오더라도, 병원이나 한의원 등의 제도권 의학으로도 치료해내지 못하거나, 그 원인조차 모르는데, 사이비, 엉터리 같은 기공사가 과연 치료해 낼 수 있을까 하는 의구심과 이왕지사 안 되는 치료, 속는 셈 치고 보잘것없는 시술비(그렇치만 의료보험에 의한 일반 통상적인 병원이나 한의원 등의 몇천원에 불과한 치료비와는 비교가 되지 않는 "뒤로 나자빠질 엄청난 고가의 시술비"가 될 수도 있는 사람들도 있다. "이는 선량하신 환자님들에게 어쩌다 듣게 된 직접적인 이야기였음") 로 한번 해보자 하는 그런 인식이다.

1회의 시술료가 몇 천원선은 아니다 보니 그럴 수도 있겠지만, 그러나 제대로 된 의료기공사가 발출해 내는 그 엄청난 위력을 어떻게 어떠한 방법으로 시술비를 산출해 낼 것인지 도저히 이해가 되지 않는 것이다.

처음에는 기의 흐름의 정체로 시작하여, 어느 정도의 상당히 진행되어 나타나는 각종 난치적 질환을 침이나 다른 물리적 도구 없이 단지, 진동과 열기를 일으켜 치고 흔들어 풀어나가는 그 경지를, 일례로서, 인체에 어떠한 크나 큰 무리나 잘못을 야기하지 않고 인체장기를 치고 흔들어 나가는 그 깊은 경지를 어떻게 몇천원의 시술비로 환산하는지 이해할 수가 없어 웃어버리고 말지만, 인식 자체가 그러하다보니, 2~3회 횟수가 거듭되다보면, 시술자를 우습게 보고 시술시 간섭하는 경우가 많이 발생하게 될 것이나, 그러한 이야기에 흔들리어서는 안 되는 것이다.

이러한 폐단을 막기 위해서라도 의료기공사에 대한 제도적 정비는 필요한 것으로 사료된다. 검증 자체는 간단할 것으로 기 사진이나 기공 측정 장치로써 검증하면 간단히 해결될 것으로 판단된다.

이러한 상황에서 자심감을 갖기 위해 갖춰야 할 요건을 살펴보고자 한다.

그에 상응하는 의학적 지식과 경험및 치유기를 끌어낼 수 있는 능력을 갖추어야 하는 것이다.

의학적 지식으로는, 현대의학의 인체해부생리학은 필수적으로 이해숙지하여야 하며, 동양의학으로는 황제내경, 난경, 맥경, 상한론, 금궤요략을 위시하여 중국 고전의서들 중 주요한 의서들은 대부분 섭렵하여 이해 숙지 체득하여야 하는 것으로 인식하고 있다. 이것은 도가 도교의 기본적 이념인, 의학의술을 구비하여 이웃들을 질병 재난에서 구해내리라는 그 이념에도 일치하는 것으로 생각한다.

치유기를 끌어내는 방법은 여러 가지 방법이 있을 수 있는 것으로 생각한다.

흔히 회자되는 참선과 좌선에 의하여서도, 전적으로 명상수련으로도 가능한 것으로 생각하며, 그러나 필자는 단전호흡에 의하여 단(丹)을 형성시켜 그 힘으로 치유기를 발출·운용하는 것을 선호한다. 또한 단전호흡에 의한 단의 형성은 이 나라에서 인식되어져 있는 것과 같이, 몇 십년이라는 긴 세월이 요구되는 것도 아니고, 일부에서 주장하는 전생이라는 몇 생에 걸친 그런 이야기와는 거리가 멀다고 보고 있다.

단이 형성되었다는 것은 이러한 분야의 고전에서 전래되어 오는 것처럼, 무슨 경천동지할 만한 일대사도 아니고, 그리 대단한 것도 아니라고 보고 있다.

그러나 분명한 것은 양생에는 유익한 것이고, 본서에 담담히 기술한 것처럼, 심신이 편안해지고, 다소 정신적 여유와 두뇌가 활성화되는, 속된 말로 머리가 좋아지는, 몇 가지 특이하고 다소 유용한 측면은 있는 것으로 판단한다. 그러나 필자의 직접적인 경험상 반드시 그렇다는 보장 확신은 없다.

심안^(心眼)이 형성되어야 한다.

필자는 본서에서 기술한 것처럼 단전호흡에 의하여 단^(丹)이 형성되었거나 형성시기에 즈음하여 심안을 여는 것을 주요시 보고 있으나, 필자의 판단으로는 구태여 단전호흡이 아니더라도, 다른 명상이나 좌선 등으로 이러한 심안이 열리거나 비슷한 식으로 도달할 수도 있으며, 기의 흐름을 이해하고 반복적인 훈련수련에 의해서도 기를 볼 수가 있을 것이므로, 그렇다면 그것 역시 심안과 같은 효과를 유발할 수가 있을 것으로 판단한다.

인체의 입체적 구조 ③

인체를 입체적으로 파악한다는 것은, 첫째로 인체를 육체적인 면에서만이 아니라, 심신^(心身)으로 표현되는, 정신적 · 마음적인 면과 육체적인 면을 함께 고려하여야 한다는 것이다. 흔히 이야기되는 스트레스에 의한 육체적인 반응을 함께 고려하여야 한다는 이야기이다.

둘째로 인체를 상하좌우만이 아닌 전후에 의한, 즉 측면의 주요성을 함께 고려하여야 한다는 것이다. 입체기하학적으로, 8방위에 의한 상호연결을 염두에 두어야 한다는 것이다.

셋째로 인체 장기조직은 그 자체로서 살아 있는 생명체로서, 그 생명체도 숨(호흡)을 쉬고 있다는 것을 고려하여야 하며, 그 장기조직들은 단순한 물리적 움직임만이 아닌 살아 있는 생명체로서 현재까지 드러난 이외의 무언가 다른 신비한 움직임 능력을 갖고 있다는 것을 염두에 두어야한다. 고서에 나타나는 무언가 신령스러운 신비한 문헌적 표현은 이것을 이야기한다고 보고 있다.

시술의 실제에 있어서는 ① 그 최초의 시도는 피시술자의 심폐의 능력을 항진시키고, ② 두정부의 흐름을 일시적이나마 제대로 흐를 수 있도록 두정부의 흐름을 일으키고, ③ 상황에 따라서 사선 직선 평행의 방향 및 그 필요한 방향으로 흐름을 정상화시키기 위하여, 그 기저부가 되는 중심이나 그 말단부에서부터 기혈의 흐름을 일으켜 내어, 목적하는 방향으로 흐르게 하기 위하여, 필요에 따라 그 중간 중간이나 그 전체 흐름 부위를 자극하여, 목적하는 방향으로 기의 흐름이 정상적으로 흘러가게 조절한다. ④ 인체장기의 기능을 끌어올리기 위하여, 시술자가 피시술자의 해당 장기에 상응되는 기를 끌어내어 직접적으로 열기와 진동을 발출시켜, 그 장기의 기능을 끌어올릴 수 있도록 치유기를 방사할 수가 있어야 한다는 것이다.

이러한 시술에 있어서 요구되는 사항은 다음과 같다.
① 인체의 전반적인 대칭적 상관관계에 의한 기의 흐름을 어느 정도 이해하여야 하며, ② 인체의 어느 부분에서 기의 흐름에 이상이 일어나

고 있는지, 이 흐름을 바로 잡기 위하여, 시술자로서 어떻게 기를 발출하는게 좋을지 이해하여야 하며, ③ 최소한 인체 표면에서 기의 흐름은 읽어내어야 한다는 것이다. ④ 마지막으로 가장 어렵고 고도의 숙련이 요구되는, 피시술자의 해당 장기의 기능을 끌어올리기 위하여, 시전되는 그 기의 일차적인 유효성은 각각의 상황에 따라, 시술자가 시전하는 기의 색상이 갖가지 색상으로 변화가 가능하여야 한다는 것이다.

장기와 기의 색상의 대비는 흔히 회자되는 음양오행요결과 동일하다.

---------------------------- ④

시술의 실체적 사항

이러한 상황으로 실체적인 시술이 가능하게 되기 위해서는 침술을 함께 사용하면 그 효과는 더욱 뛰어나겠지만, 침을 함께 사용하지 않더라도, 일정한 경지에 도달한 기공사가 열기와 진동을 함께 끌어낼 수 있는 상태에서, 열기를 먼저 끌어내어 그 부위를 따뜻하게 만들고 시작할 것인지, 아니면 진동을 먼저 끌어내어 그 부위조직을 흔들어 놓고 시작할 것인지, 사전에 그 순서를 판단 후, 손끝과 손바닥(장심)으로 기를 발출해 낼 수 있다면, 그 기를 침 대신에 사용하여, 그곳을 흔들고 그 부위를 풀어서, 그 다음 단계로 손바닥(장심)을 사용하여 그 부위 전체에서 기혈을 움직여 한꺼번에 타통시켜 나가는 것으로 판단한다.

결국, 손끝과 손바닥(장심)을 사용하여 기를 발출시켜 국부를 자극하여, 일어난 국부의 기혈 변화로부터 시작하여 전체를 끌고 나가는 것이다. 그러기 위하여 최소한 단(丹)은 형성되어 있어야 하며, 그 힘을 조절할 수 있는 능력까지도 요구되는 것으로 보고 있다.

기의 흐름은 사지말단과 각 관절의 연결부위들, 근육과 관절, 사이사이에서 일어나며, 또한 상지에서의 목의 방향 및 굴곡에 따라, 양쪽 팔의 각도에 따라 그 전체적인 흐름이 달라진다는 것이다. 또한 그 달라진 흐름이 전체적인 흐름으로 연동되어 온몸 전체에 미친다는 것이다.

이러한 전체와 부분적인 연동관계를 이해하고, 각 관절들의 연결흐름을 이해하게 되면, 침을 사용하든 손끝의 기를 사용하든 마찬가지인 것으로, 침을 사용하는 것이 좋겠으나, 일반인들은 기공사라고 하여도 마찬가지로 그렇게 침을 사용할 수가 없으므로, 강력한 기의 흐름으로 끌어내어야 한다는 것이다. 그러나 그 전체적인 흐름을 이끌어나가는 문제에 있어서는 어쩌면 기공이 더 뛰어날 수도 있으므로, 또한 문제가 되는 장기조직에 직접적으로 치유기를 발출하여, 위험부담 없이, 그 기능을 임시적이겠지만 다소나마 끌어올릴 수 있는 조치가 가능하기에, 이러한 몇 가지를 비유한다면, 치료상 그 우월은 가릴 수 없다고 보고 있다.

결론적으로, 기의 흐름의 이상으로 야기되는 만성난치성 질환의 경우, 기의 흐름을 바로 잡음으로써 경우에 따라서는 아주 빠른 속도로, 때로는 늦지만 꾸준한 시술로 치료가 가능하게 된다는 것이다.

기의 흐름 및 그 치료원리

❶

실체적 기의 흐름

전체적 기의 흐름, 그 방향(상단부 · 중단부 · 하단부의 흐름)

다음의 그림 1, 2, 3은 일반적
기의 흐름을 예시한 것으로서,
설명의 방향은 그림 쪽에서 한
것으로, 그림 1은 전체적인 큰
흐름을 표시한 것이고, 상단은
상지 우측 손가락 손목에서부터
시작하여, 목을 경유하여 좌측
편두를 지나, 좌측에서 우측 편

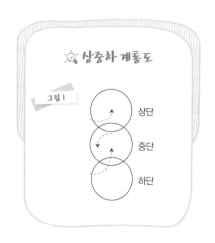

두를 돌아서, 목을 경유
하여 좌측 손목 손가락
으로 흘러들어가는 경로
를 표시하는 것이다.

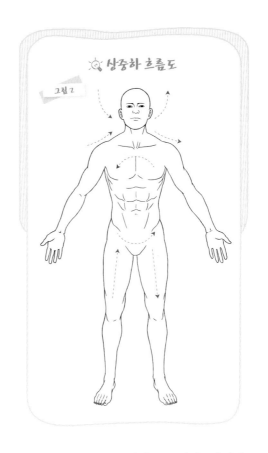

그림 2는 상단의 흐름
에 의하여 중단의 흐름
이 일어나는 것을 표시
한 것으로서, 상단 우측
의 흘러나가는 그 힘으
로, 좌측 대맥으로 통칭
되는 좌측 옆구리 쪽에
서부터 기의 흐름이 끌
리는 것처럼 일어나서
목의 밑으로 하여 우측
옆구리를 경유하여 미추

끝단으로 돌아내려가는 것을 표시한 것이며, 그 여력으로 우측 발가락
발목에서 끌려올라오는 것처럼 기의 흐름이 일어나며, 그 반작용으로 미
추 끝단에서 좌측 하지 쪽으로 내려가는 기의 흐름이 일어나는 것으로
판단한다.

그림 3, 4는 등 쪽으로 하여, 일차적인 주요 흐름을 전체적인 관점에서

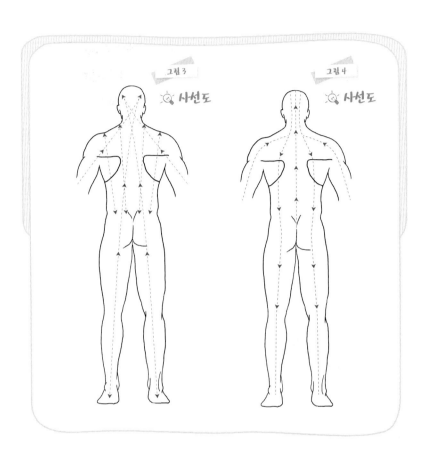

알기 쉽게 예시한 것으로서, 복부와 측면 역시 동일한 방법으로 흐른다
고 판단하고 있다.

인체의 주요 기의 교차흐름(사선방향 · 직선방향 · 평행방향)

다음의 그림 1은 일반적 기의 교차지점에서 어떻게 교차되어 흐르는지를 간단히 예시한 것이며, 일반적으로 각 관절부위 및 주요 혈처에서 각각 흘러나가는 상태이다.

그 흐름의 특성은 중심선은 수직 그대로이며, 나머지 8방위는 교차중심점에서 각각 반대방향으로, 방향을 틀어서 휘어져서 흘러나간다고 보고 있다.

상단부 상지의 흐름은 그림 2에서와 같이, 좌측에서 시작하여 목을 경유하여 우측 편두 쪽으로 들어가 다시 두정부를 지나 좌측 편두에서 목을 경유하여 우측 손으로 내려가는 것으로 판단하고 있다.

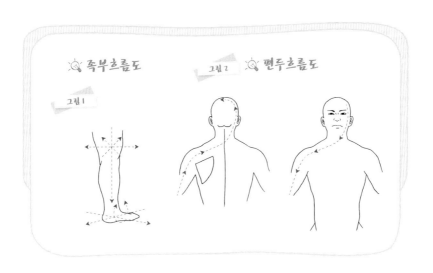

🔆 족부흐름도

그림 1

그림 2   🔆 편두흐름도

그림 3은 한 혈처에서 어떤 식으로 사선·직선·평행으로 어떻게 기의 흐름이 일어나는가를 간단히 예시한 것이다.

하지부의 흐름은 일반적인 흐름은 우측 대맥에서 내려오는 것은 미추 끝단에서 좌측 하지로, 좌측 대맥에서 내려오는 것은 우측 하지로 내려가는 것으로 판단하고 있다.

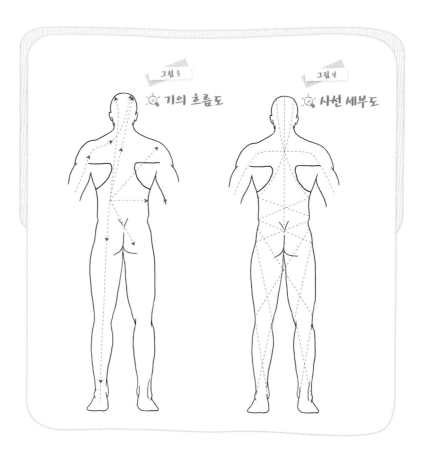

그림 3 ☼ 기의 흐름도

그림 4 ☼ 사선 세부도

이 밖에도 많은 형식이 있다

그림 4는, 전체적인 관점에서 상호 교차의 일반적인 기의 흐름은 이렇게 간단히 이야기할 수 있으나, 보다 자세한 세부적인 흐름에서는 보다 복잡한 양상을 보이고 있는 것으로 판단한다.

기 치유의 실체적 적용

어느 부분 어디의 문제인지 정확히 진단하여야 하며, 이러한 진단을 위하여 내경, 난경, 맥경, 상한, 금궤 등의 고전의서의 벽을 넘어야 하며, 또한 기에 관하여 정확히 인지된 상태하에서, 기의 흐름의 문제인지, 장기장부 조직의 문제인지 정확한 판단이 되어야 한다.

상단의 흐름을 일으킨다. 이러한 전제하에, 일차적으로 전체적인 흐름을 일으켜 내기 위하여, 상지부부터 자극시켜 상단의 흐름을 일으켜 낸다.

문제의 해결을 위하여, 해당되는 기의 선을 찾아내어 기의 흐름을 일으켜 내어야 하며, 해당 장기의 기능을 회복시킨다.

해당 장기조직에 기의 흐름을 증가시켜 흘려보낸 상태하에서, 해당 장기조직에 직접적으로 해당되는 치유기를 흘려보내 그 장기의 기능을 끌어올리게 된다.

침술과 기 치유의 요결

침구술과 탕제의 근본적 치료 요결은 같은 것으로, 가벼운 근육질환을 제외하고, 인체의 질병이란 해당 장기 하나의 문제만이 아니라는 것이다.

또한 어떠한 경우에도 음양오행상, 물론 주가 되는 기운은 존재하겠지만, 5개의 기운이 함께 움직여 나간다는 것이며, 그 목, 화, 토, 금, 수의 기운을 끌고 나가는 것은 삼초의 기운이며, 그것은 또한 명문의 기이다. 그 삼초의 기운을 함께 끌어 각 질병의 원인을 근본적으로 해결해 나간다.

이러한 진단과 치료를 위하여, 고전의서를 넘어서서 망진과 기감으로, 이 모든 것을 대치할 수 있는 의학의술을 구비하여야 하며, 이러한 고전의서의 벽을 지금까지 넘어가지 못했다는 것은 필자로서는 이해할 수가 없다.

필자는 침술마취, 기공마취는 본 적도 없고 할 수도 없다.

선원생활시 주로 해외취업선의 생활 당시 중국에 입항, 정박하게 되면 이 부분을 보기 위하여 무척이나 노력하였지만, 그 기회가 없었다. 뒤늦게 이 나라의 이 분야에 나와 침구사제도가 정착되면, 아니면 의료 기공사로서 생활이 안정되게 되면, 난치 불치의 치료체계를 세우고, 이 부분을 집중적으로 연구검토하여 독자적인 체계를 수립하고자 했지만 우리나라는 법적인 제도 미비와 제도권 의학의 영향으로 일반인들의 멸시와 비웃음 등으로 이러한 사고관념은, 근본적으로 뿌리내리지 못하게 없애 버리는 나라인 것으로 판단하며, 이제는 모두 끝난 흘러간 헛소리에 불과하였다고 보고 있다.

침구술과 탕제의 힘을, 기공사는 한꺼번에 해결해 나간다는 것이다.

침술을 사용하면, 내공 내력이 다소 약하더라도 가능하겠지만, 한의사가 아닌 일반인이 침을 사용하면 불법이 되므로, 손끝으로 진동을 끌어낼 수 있는 정도로, 궁극적으로 열기와 진동을 끌어낼 수 있는 정도로 부단한 노력을 해야 한다는 것이며, 그 목적을 달성하기 위하여, 참선·명상 등 많은 방법이 있겠으나, 필자는 단전호흡의 방법을 기술한 것이다.

② 실체적 치료 사례

끝으로 이러한 기 치유의 실체적 사례를 흔히 볼 수가 있는 척추질환인 골반과 요추의 일례를 기술한다.

그림에서와 같이, 엎드려 누웠을 때를 기준으로, 좌측 골반이 위로 올라가고 우측골반은 밑으로 내려가 있는 상태이며, 이러한 경우 대부분 좌측의 골반이 복부 쪽으로 위축되어 있으며, 결과적으로 좌측이 위축되어 끌려올라가 있는 상태로 나타나게 된다.

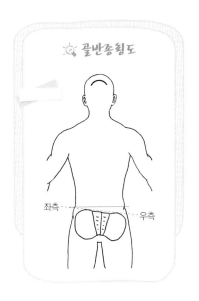

🔅 골반종횡도

좌측 ---   --- 우측

이것을 치료하기 위하여, 우측 견관절^(어깨) 쪽에서 사선으로 내려오는 기의 흐름을 강하게 일으켜내고, 동시에 좌측 견관절 쪽도 그 흐름을 일으켜 낸다.

대체적으로 그 교차점은 흉추 10번에서 요추 1번까지이고, 동시에 좌측 어깨 쪽에서부터 시작되는 측면의 흐름을 일으켜 내며, 그 주요 교차점이 되게 되는 좌측 옆구리 쪽, 즉 좌측 대맥 쪽의 흐름을 강하게 일으켜내어 그 흐름을 좌측 골반 침술상으로는 환도 거료 쪽과 좌측 측면 하지 쪽으로 끌어서 하지쪽 순환을 원활하게 한다. 상황에 따라 그 반대쪽, 즉 우측의 상황에도 주목하여 확인 후 조절하기도 한다.

동시에 좌측 복부 측면의 흐름을 강하게 일으켜 내어, 좌측 기충 밑 그 옆쪽의 흐름, 즉 좌측 기가의 흐름을 강하게 일으켜, 복부에서 하지기가를 따라 하지로 순환이 원활하게 한다. 이러한 치료를 그 상태를 보아가며 그 치료강도, 즉 기의 투사강도와 치료 횟수를 조절하게 된다.

결론적으로, 이러한 척추 · 골반 · 요추의 경우, 특별한 경우 특수한 사정으로 충돌이라든지 다른 상해 기타 등의 경우를 제외하고, 흔히 이야기하는 만성질환적인 경우, 그 치료의 주요점은 양측 대맥 쪽의 기의 흐름의 상태에 주목하는 것이다.

그 양쪽 대맥의 부위에서 사선과 직선 그리고 평행적인 관점에서 기의 흐름을 조절하고 필요하다면 상지부위 견관절과 필요한 하지의 순환까지도 기의 흐름의 상태를 확인 후, 그 관계되는 기의 흐름을 원활히 소통되게 하며, 동시에 그 통증을 느끼는 그 부위에서도 대부분의 경우, 중앙의 흐름에 관계되는 것인 것으로 인지하고 있으나, 열기와 진동으로 그 염증성이나 위축 수축되어 있는 문제를 해결하도록 하는 것이다.

이러한 단순한 척추질환인 골반과 요추와의 관계에 의한 이 질환의 치료로 인하여, 그러한 일차적인 문제 이외에, 복부(아랫배)가 처진다거나 소화가 잘 되지 않고, 비만의 개선 등, 대소변에 나타나는 제반 증상 및 인체 기혈의 순환이 좋아져 몸이 다소 가벼워지는 등의 부차적인 효과가 나타나게 되는 것으로 판단하고 있다.

가시적으로 나타나는 1차적인 치료와 그로 인하여 파생되는 전체적인 흐름의 개선으로 어떠한 화학적 · 인위적인 조작 없이 인체 자체의 근원적인 흐름을 일으켜, 기의 흐름과 장기의 기능을 회복시켜 그러한 잠재적이고 자연적인 자체의 힘을 회복시켜 건강체로 이끌어 나가는 것이 8상 기하학적 기공침술과 기 의학 · 기 치유의 근본적 기본적인 인식인 것이다.

물론, 이러한 치료에 들어가기 앞서, 기본적인 상단부터의 흐름을 일으켜 내는 것은 기본인 것이다.

⊗ 참고문헌

이원국 지음, 김낙필 · 이석명 · 김용수 나우권 옮김, 내단, 심신수련의 역사 1, 2, 성균관대학출판부.

잔스추앙 지음, 안동준 김영수 옮김, 도교와 여성, 도서출판 창해

이케다 마사카즈(池田政一) 지음, 노지연 옮김, 황제내경의 난경, 청홍

_____, 이정환 옮김, 황제내경, 청홍

고바야시 산고(小林三剛) 지음, 조기호 김형규 곽영 옮김, 우주와 인체의 생성원리, 집문당

_____, _____, 간장 · 심장편, 집문당

_____, _____, 비장 · 폐장 · 신장편, 집문당

저자소개

운수(雲水) 김 용 수 •

• 1952년 부산에서 태어나다.
• 1971년 2월 부산 대양공고 통신과 졸업 후 해상 선원
  생활을 시작하여 주로 해외취업선의 생활을 하다가
  뒤늦게 한진해운에서 근무하였고, 1999년 3월에 회
  사를 사직하고 선원생활을 끝내다.
• 현재 부산에서 기공 수련과 기 치유의 개인업소를
  운영 중이다.

• 010-7601-3883

이 방식대로 하면 내단이 형성된다

초판1쇄 인쇄   2014년 1월 10일
초판1쇄 발행   2014년 1월 15일

저   자 김 용 수
펴 낸 이 임 순 재

펴 낸 곳 **한올출판사**
등   록 제11-403호
주   소 서울시 마포구 성산동 133-3 한올빌딩 3층
전   화 (02)376-4298(대표)
팩   스 (02)302-8073
홈페이지 www.hanol.co.kr
e - 메 일 hanol@hanol.co.kr

값 15,000원   ISBN 978-89-98636-68-5

▪ 이 책의 내용은 저작권법의 보호를 받고 있습니다.
▪ 잘못 만들어진 책은 본사나 구입하신 서점에서 바꾸어 드립니다.
▪ 저자와의 협의 하에 인지가 생략되었습니다.